SETZ DEINEM LEBEN DIE KRONE AUF

Wie Frau sich glücklich macht!

Handlungsanleitung für ein erfülltes Leben

Kerstin Halm

Inhaltsverzeichnis

„If I really want to improve my situation,
I can work on the one thing over which
I have control - myself."

Stephen R. Covey

Achtung!

Wenn Du dieses Buch in die Hand nimmst, kommt Arbeit auf Dich zu!

Hier wartet nicht die Erleuchtung auf Dich und ich zeige Dir auch keinen philosophischen oder esoterischen Ansatz.

Es geht darum, dass Du Dir Deinen persönlichen Lebensplan erarbeitest!

Dein Leben wartet darauf, von Dir gestaltet zu werden.

Mach Dich auf den Weg und an die Arbeit!

Einführung - Der Weg zum Glück

„Wir haben die Kontrolle über drei Dinge: über das, was wir denken, über das, was wir sagen, und über unser Verhalten. Wer in seinem Leben etwas verändern will, muss wissen, dass diese drei Dinge die wirksamsten Werkzeuge sind, um sein Leben selbstbestimmt zu gestalten.“

Sonya Friedmann

„Glück haben" ist per Definition ein dem Zufall überlassener momentaner Zustand, der nicht unserem Einfluss zu unterliegen scheint. Die logische Schlussfolgerung ist, dass wir machtlos sind und nichts dafür tun können, um glücklich zu sein. Bei der näheren Untersuchung von glückhaften Momenten wird jedoch deutlich, dass ein glückhafter Zustand durch eine bewusste innere Haltung erreicht werden kann statt durch äußere Zustände, die uns scheinbar zufällig treffen.

Die gute Nachricht ist: Wir können unser Glück aktiv gestalten, die schlechte Nachricht: Wir müssen es gestalten!

Die meisten Menschen sind bereit, viel Zeit für die Urlaubsplanung oder in die Karriere zu investieren, aber nicht für ihren Lebensweg. „Es kommt sowieso anders, als man denkt" ist die pauschale Entschuldigung, um sich treiben zu lassen und „schuld" ist damit auch immer jemand anders, aber nicht man selbst, wenn es gerade nicht so läuft, wie man es sich eigentlich wünscht.

Wie kann ich für mein Glück sorgen? Die Überzeugung, dass ich meinem Schicksal nicht hilflos ausgeliefert bin, sondern mein Leben und meine Gedanken bewusst gestalten und lenken kann, ist die wichtigste Voraussetzung für ein erfülltes Leben.

Als Frau fühlen wir uns eher dafür zuständig, andere glücklich zu machen: unsere Kinder, unseren Mann, unsere Eltern oder gar unsere Schwiegereltern. Die Liste ist lang und unsere Verantwortung anderen gegenüber groß. Wir selbst stellen uns ganz hinten in die Reihe fürs glücklich sein an. Wir merken oft erst sehr spät, dass nur wir selbst für unser Glück verantwortlich sind und dass es keine gute Idee ist, das Glück dem Zufall zu überlassen. Die Verantwortung liegt bei uns, denn außer uns sorgt niemand für unsere innere Haltung zum glücklich sein. Erst wenn wir für eigene innere Stärke gesorgt haben, haben wir auch die Kraft für andere.

Deswegen ist es unsere erste Pflicht, gut für uns selbst zu sorgen.

Was will ich in meinem Leben erreichen?
Welchen Lebensplan habe ich für mich? Ein Plan liefert Orientierung und ich kann immer wieder darauf zurückkommen, weiter daran arbeiten und ihn ausarbeiten. Mit Schicksalsschlägen muss ich umgehen, aber auch dabei hilft es mir, wenn ich weiß, was mir wichtig ist und was meine große (Lebens-) Ziele sind. Durch die Formulierung meines Plans und meiner Ziele bin ich zu Klarheit gezwungen.

Welche Spuren möchte ich hinterlassen?
Womit und worin finde ich meine Erfüllung? Was möchte ich weitergeben? Was sollen Andere mit mir/ meiner Persönlichkeit assoziieren? Was sollen Andere von mir erzählen? Worauf wäre ich stolz? Selbstverwirklichung ist ein Menschenrecht und niemand ist uns dankbar, wenn wir unser Leben lang darauf verzichten, weil wir glauben, dass es für andere nicht gut ist.

Was tut mir gut?
Gerade, wenn wir jahrelang daran gedacht haben, was gut für andere ist, müssen wir erst wieder lernen, was uns eigentlich guttut und woran wir Spaß haben.

Wie kann ich meine Widerstandskraft stärken?

Niederlagen und Krisen gehören zum Leben dazu. Die Frage ist, wie schnell wir uns erholen und wie wir gestärkt aus ihnen hervorgehen, um auf unserem Lebensweg weiterzukommen.

Kapitel 1: Unsere innere Landkarte

Nur wenige Bücher haben auf lange Sicht eine so nachhaltige Wirkung auf mein Denken gehabt wie „Die sieben Wege der Effektivität" von Stephen Covey. Als Klassiker des Zeitmanagements meiner Meinung nach völlig unterbewertet, gibt Covey in diesem Buch eine schrittweise Anleitung, wie wir unser Leben von innen heraus Schritt für Schritt entwickeln können. Bei Covey ist der Ausgangspunkt die innere Landkarte. Sie ist Routenplaner und gibt Orientierung. Die Herausforderung ist es, diese eigene individuelle Landkarte zu gestalten. Seine Ansätze sind die Grundlage für die Anleitung in diesem Buch.

Unsere Stärke ist die Grundlage für jede Veränderung. Wenn wir schwach sind, müssen wir unsere Ressourcen darauf konzentrieren, unseren Alltag hinzukriegen. Aber Veränderungen sind nur möglich, wenn wir stark sind. Warte nicht darauf, sondern fördere Deine Stärke. Christina Berndts Buch über Resilienz ist meine Quelle für die Tipps „Mach Dich stark!".

In diesem Buch bekommst Du Anregungen, Struktur und ein Vorgehen, mit dem Du **Deine Landkarte** und **Deinen Lebensplan** entwickeln kannst. Ich habe die Strukturen (ich liebe Struktur ;-) so aufgebaut, dass sie einfach zu bearbeiten sind.

Alle Strukturen habe ich in einem Online-Kurs zusammengefasst. Du kannst sie auch als Workbook bestellen. Schicke mir dazu bitte eine E-Mail an info@womens-excellence.de.

Dies ist eine Einladung an Dich, Dich auf die Reise zu begeben und Deine eigene persönliche/innere Landkarte zu entwickeln.

Mir hat das Entwickeln meiner „inneren Landkarte" enorm geholfen, meinen Weg zu finden und mich neu zu orientieren. Es ist nie zu spät, damit anzufangen. Behutsam, aber bestimmt habe ich mir mein Leben so gestaltet, wie ich es haben wollte. Dabei war der wichtigste Schritt für mich das schriftliche Formulieren meines Lebensplans. Das hat ein paar Wochen gedauert.

Herausgekommen ist eine knappe DIN-A4-Seite, die mich immer begleitet. Zum einen ist sie Kontrollinstrument für alles, was ich tue. Zum anderen auch Motivationsinstrument, wenn ich gerade mal nicht weiß, ob etwas richtig ist. Diese Seite erinnert mich jederzeit daran, was mir wichtig ist und wofür ich lebe und brenne. Sie ist mein Navigator. Manchmal formuliere ich etwas um oder füge etwas hinzu oder streiche auch mal einen Satz.

Das Leben verändert sich und daher darf sich auch der Lebensplan anpassen.

Nicht alles hat sich so entwickelt, wie ich es mir am Anfang ausgemalt hatte, aber ich wusste seit Erstellung meines persönlichen Lebensplans immer die Richtung, in die es gehen sollte. Umwege habe ich in Kauf genommen, mein Ziel jedoch nie aus den Augen verloren.

Wie genau Du Deine persönliche innere Landkarte erstellst, erfährst Du in Kapitel 3.

Kapitel 2: Mach Dich stark

11 Tipps

Damit Du Deinen Lebensplan umsetzen kannst, brauchst Du innere Stabilität mit viel Energie, Kraft und Ausdauer. Dabei helfen Dir Dinge, die Dein Selbstbewusstsein und Deine Widerstandskraft stärken. In der Fachsprache heißt diese psychische Widerstandsfähigkeit *Resilienz*. Das ist unser Rüstzeug, d. h. die Fähigkeit, Krisen zu bewältigen und aus ihnen gestärkt hervorzugehen. Befolge die folgenden 11 Tipps, um deine persönliche Widerstandfähigkeit aufzubauen/auszubauen.

Tipp 1 – It's all about Netzwerk!

„Unabhängigkeit ist schon eine beachtliche Leistung.

Aber sie ist noch nicht das Höchste!"

Stephen Covey

Ein gutes soziales Netzwerk hat nicht erst im Alter eine wichtige Bedeutung. Bei jeder Veränderung ist ein gutes Netzwerk eine wichtige Ressource, auf die wir zugreifen können. Gute zwischenmenschliche Beziehungen zu schaffen und zu erhalten, werden nach Covey oft als Rückschritt in die Abhängigkeit missverstanden. Daher hat er den Begriff der *Interdependenz* als erstrebenswerten Zustand geprägt. Das ist für ihn die Fähigkeit, sein eigenes Können und Wissen durch das Hinzuziehen von anderen zu vervielfachen. Seiner Meinung nach mögen unabhängige Menschen zwar kurzfristig individuelle Höchstleistungen vollbringen, sie geben aber keine guten Teamspieler oder Führungspersönlichkeiten ab – und gerade das ist wesentlich für langfristige Erfolge im Leben. «Das Leben», so Covey, «ist von Natur aus hochgradig interdependent. Der Versuch, durch Unabhängigkeit maximale Effektivität zu erreichen, ist, als ob man mit einem Tennisschläger Golf spielen wollte: Das Werkzeug passt nicht zur Wirklichkeit.»

Jeder gute Kontakt kann Dir an einem bestimmten Punkt in Deinem Leben mal helfen: ob bei einem guten Zahnarzt, der keine Patienten mehr aufnimmt, doch einen Termin zu bekommen; eine vertrauenswürdige Werkstatt für Dein Auto zu finden; ein Treffen mit einem wertvollen Geschäftspartner zu organisieren; einen kompetenten und ehrlichen Handwerker aufzutun und vieles mehr. Es sprechen viele Gründe für die Aufrechterhaltung und Pflege Deiner guten (?) Kontakte. Frauen ist es oftmals eher fremd, ihre Kontakte für sich zu nutzen. „Vitamin B" ist verpönt/ wird als eine Schwäche gesehen.

Männer machen uns Frauen in Sachen „Kollaboration" immer noch etwas vor. Sei es in der Vorstandsetage oder im Golfclub, in der Sauna oder im Männerchor – immer geht es darum, wie sich Männer untereinander helfen können... Auch wenn es schnell wie Gemauschel und Kumpanei aussieht – wir Frauen sollten davon lernen und uns gegenseitig unterstützen und stärken, um insgesamt mehr zu erreichen. Viel zu oft versuchen wir aus Furcht (dass uns eventuell Schwäche unterstellt wird), alles alleine zu schaffen. Wir verzichten lieber leichtsinnig darauf, unsere wertvollen Kontakte zu nutzen, um unsere Ziele zu erreichen.

Der Idealzustand ist nicht, alles alleine zu schaffen, sondern sein Netzwerk so aufzustellen, dass wir davon optimal profitieren können. Konzentriere Dich auf Kontakte, die Dir Kraft geben und bei denen Du Dich hinterher besser und stärker fühlst.

- Welcher Deiner Kontakte ist mit Dir und Deinem Leben auf Augenhöhe?
- Wer bringt Dich weiter?
- Welcher Kontakt ist ehrlich?
- Bei wem kannst Du sein wie Du bist, ohne verurteilt zu werden?
- Gibt es Energie-Vampire, die Dir Zeit und Nerven rauben?
- Bei welchem Kontakt ziehen sich innerlich oder sogar äußerlich Deine Augenbrauen genervt nach oben?

Frage Dich, warum der Kontakt noch besteht – wer ist hiervon Nutznießer? Ist es nur noch Gewohnheit, Mitleid oder gar die gute Kinderstube, die den Kontakt nicht beenden möchte, auch wenn jede Kontaktaufnahme nur ein nutzloser Zeiträuber ist? Jeder von uns hat am Tag, in der Woche, im Monat oder Jahr nur eine bestimmte Zeit zur Verfügung, um Kontakte zu hegen und zu pflegen.
Stell Dir vor, Deine Zeit ist ein herrlich duftender Käsekuchen. Wem von Deinen Kontakten würdest Du gerne mindestens ein Stück davon abgeben? Hast Du spontan eine Antwort darauf? Sehr gut – behalte sie im Kopf, wir arbeiten gleich damit!

Mit welchem Deiner Kontakte möchtest Du nicht so gern teilen? Stelle Dir auch hier die Frage nach dem Warum.

Möglicherweise kannst Du diesen Kontakt getrost zurückfahren, ohne dass es eine Lücke in Deinem Leben gibt. Vielleicht folgt sogar ein Mehrwert, weil Du nun mehr Zeit für gute, bereichernde Kontakte aus Deinem Adressbuch hast oder aber ein neuer, wertvoller Kontakt hinzukommen kann.

Das Leben ist im Fluss, und ein Kontakt, der jahrelang gut und im Einklang mit Dir und Deinem Leben war, ist heute vielleicht nicht mehr stimmig. Du kannst Dich verändern, Deine Mitmenschen können sich verändern, und manchmal kommen wir bei einem bis dahin gegangenen gemeinsamen Lebensweg an eine Kreuzung, an der es für die eine Person oder auch für beide Weggefährten besser ist, unterschiedliche Wege für die weitere Wanderung einzuschlagen. Nur so lässt sich oftmals eine Behinderung der Weiterentwicklung vermeiden... Keine der beiden Personen ist deshalb ein schlechter Mensch. Sicherlich gibt es auch schöne gemeinsame Erinnerungen, an die man gerne und dankbar zurückdenkt. Ein richtiger Kontakt zur richtigen Zeit ist sehr wertvoll. Das Überdenken, ob der Kontakt aktuell noch wertvoll ist, auch. Denke an die Verteilung der Kuchenstücke. Welchem Kontakt reichst Du nur widerwillig einen Kuchenteller? Beruhigend ist, dass das Leben und die Wanderwege keine Einbahnstraßen sind und ein Käsekuchen immer wieder gebacken werden kann. Will heißen: Ein Kontakt, der heute keine Bereicherung ist, kann morgen wieder sehr wertvoll sein. Dennoch ist es Stand heute gut, darüber nachzudenken, welche Deiner aktuellen Kontakte gewinnbringende Bereicherungen für Dich sind.

Wenn Du sehr mutig bist, kannst Du Dir auch die kritische Frage stellen, ob Du Dich selbst als Kontakt für andere gut finden würdest und wenn ja, warum? Was kannst Du tun, um für andere ein wertvoller Kontakt zu sein?
Denn ein Netzwerk lebt entscheidend von der Gegenseitigkeit. Es gilt, dass es nicht um einen einseitigen Profit für einen der Kontakte geht,

sondern dass sich die Netzwerkpartnerinnen gegenseitig im Bereich des jeweils Möglichen und Machbaren unterstützen.

Handlungsanleitung:
Erstelle eine Liste mit den Kontakten, die Du schon hast. Quellen sind Dein Handy, Dein E-Mail-Adressbuch, Deine Kontakte in den sozialen Netzwerken – und Dein Gedächtnis.

Vermutlich hast Du nun eine lange Liste von privaten und geschäftlichen Kontakten vor Dir liegen, mit denen Du mehr oder weniger engen Kontakt hast. Nun kannst du Deine Sammlung analysieren und ordnen. Dazu dienen Dir folgende Fragen/Kategorien:

- Wer inspiriert Dich? Mit wem bist Du einfach gerne zusammen?
- Wer verhält sich Dir gegenüber wertschätzend und loyal?
- Wer ist für Dich ein „wertvoller" Kontakt? Wer kann Dich weiterbringen?
- Wer kostet Dich Energie und frisst Deine Zeit?
- Wer hält dich zurück?
- Wer nervt Dich?

Markiere alle Personen, die unter die ersten drei Punkte fallen. In diese Kontakte solltest du investieren!

Überlege, wie Du diese Kontakte gezielt pflegen kannst. Wie kannst Du Gelegenheiten nutzen oder schaffen, bei denen Du diese Kontakte und Dein Netzwerk pflegst und sogar stärkst? Findest Du in Deiner Liste auch Personen, die Du vernachlässigt hast, obwohl sie gut für Dich sind? Dann freue Dich, dass der Name wieder aufgepoppt ist und backe oder kaufe schon einmal einen Käsekuchen für die Kontaktaufnahme.

Bei den drei unteren Punkten kannst Du überlegen, ob es Dir noch irgendetwas bringt, wenn Du Dich weiterhin für diese Beziehung engagierst. Wenn Dir nichts einfällt, spricht vieles dafür, diese Freundschaft einschlafen zu lassen.

Zur Vervollständigung Deines Netzwerks überlegst Du Dir jetzt, wo Du nützliche und inspirierende Kontakte knüpfen kannst. Welche Netzwerkveranstaltungen kannst Du besuchen? Vervollständige Deine Sammlung und baue Dein Netzwerk beständig aus.

Plane, wie Du Dein Netzwerk pflegen willst. Dazu gehört die Frage, wie Du den Kontakt pflegen kannst, was Dein Benefit/deine Motivation ist und was Du in diese Beziehung investieren magst.

Mein Netzwerk

Meine wertvollen Kontakte	Wie kann ich den Kontakt pflegen?	Mein Benefit	Mein Investment
Maya Müller	*Regelmäßige Treffen mit Käsekuchen*	*anregende Inspiration*	*Unterstützung bei der Erstellung ihrer Bewerbungsmappe*

Tipp 2 – Betrachte Krisen als Chance für Verbesserung und Wachstum!

„Das Wort Krise setzt sich im Chinesischen aus zwei Schriftzeichen zusammen. Das eine bedeutet Gefahr und das andere Gelegenheit."

John F. Kennedy

Was kannst Du lernen und in/nach der nächsten Krise besser machen? Selbst wenn etwas ein Misserfolg war – was hat dieses Erlebnis Dir trotzdem gebracht? Was nimmst Du für Dich daraus mit?

Nur die wenigsten Menschen sind in der Lage aus einem Misserfolg oder einer Krise etwas Positives zu ziehen. Erst recht fällt es den meisten Menschen schwer, im Einklang mit sich und der Welt darüber nachzudenken, welches Geschenk diese Krise als Wachstumschance nun sein könnte. Die überwiegende Mehrzahl der Betroffenen wird vielmehr verärgert, traurig, zornig oder sogar verzweifelt sein – manche auch alles auf einmal oder in stündlich wechselnden Zuständen. Die Gefühlsvielfalt beim Erleben einer zunächst – wie es scheinen mag – aussichtslosen Lage ist leider groß und manchmal kommt auch noch Selbstmitleid als Begleiterscheinung hinzu. Wer von uns kennt das zermürbende Gefühl nicht? Und es darf auch sein!

Wir haben Mitleid mit anderen, dann dürfen wir (zumindest eine gewisse Zeit) auch Mitleid mit uns selbst haben und dies auch ausleben, indem wir den Kopf eine Zeitlang in den Sand stecken. Allerdings ist Mitleid weder bei uns noch bei Anderen auf Dauer ein guter Begleiter. Denn Mitleid macht uns handlungsunfähig und kann uns in eine trostlose Opferrolle bugsieren. „Hinfallen, Aufstehen, Krönchen richten, Weitergehen" ist hier sicherlich die bessere Variante – auch wenn es viel Kraft kostet.

Hast Du Probleme, aus einer Krise herauszukommen? Dann nimm dir deine ausgearbeitete Kontaktliste zur Hand, und finde heraus, wer Dir nun als guter, ehrlicher GesprächspartnerIn zur Seite stehen kann. Vielleicht gibt es auch einen Kontakt auf Deiner Liste, der Dir einen guten Coach oder BeraterIn empfehlen kann? Schaue Dir Deine Liste an und lass die Namen und die Hintergründe zu diesen Personen auf Dich wirken. Was Du nun brauchst, ist eine helfende Hand, die Dich aus dem Loch herauszieht und Deine Krone gemeinsam mit Dir richtet. Menschen, die Dich ausschließlich bedauern und möglicherweise noch stundenlang von ihren eigenen Problemen erzählen möchten, mögen für manche Lebenslagen gut sein – nicht jedoch, wenn Du aus Deiner Krise etwas lernen und vor allen Dingen herauskommen möchtest.

Vielleicht bist Du aber auch in der Lage, Dich alleine aus dem Loch herauszufinden. Rufe Dir dazu Dein Leben, Deine Familie, Freunde, Nachbarn oder Geschäftskollegen ins Gedächtnis. Mit ziemlicher Sicherheit wird Dir eine Geschichte von einer Person einfallen, die nach einer durchlebten Krise als glücklicher Gewinner hervorgegangen ist.

Hat die Nachbarin eine völlig unbegründete Kündigung von ihrem Arbeitgeber erhalten und ihre Bewerbungen wurden nur mit Absagen quittiert? Sie wagte es, einen neuen Weg zu gehen und sich selbstständig zu machen. Ihr Mut wurde belohnt und sie ist glücklicher und erfüllter als je zuvor. Niemals hätte sie diesen Schritt gewagt, wenn nicht die Kündigung ihres Arbeitgebers sie zum Umdenken gezwungen hätte.

Oder fällt Dir ein Freund ein, der seine Lebenspartnerin an einen anderen Mann verloren hat und dadurch monatelang gelähmt und vom Leben und den Frauen enttäuscht war? Bis ihm durch einen Zufall seine Traumfrau über den Weg gelaufen ist. Erst jetzt hat er festgestellt, dass die erste Beziehung nur ein fauler Kompromiss war und er erst jetzt leben und lieben darf, wie er es sich niemals hätte träumen lassen. Beide Personen hätten in der Akutphase sicherlich nicht daran gedacht, dass im Nachgang alles noch schöner und besser werden würde. Ja, dass die Krise letztendlich sogar ein Gewinn war.

Das Wort Krise, das von dem griechischen Wort „krísis" abstammt, bedeutet in seiner Form als Verb trennen, auswählen und (unter-)scheiden. Das Substantiv hierzu ist Entscheidung, entscheidende Wendung, Wendepunkt.

Durch eine Krise, wenn wir es wörtlich nehmen, bekommen wir die Möglichkeit, uns von etwas zu trennen (bzw. werden unfreiwillig von etwas getrennt), was unter Umständen nicht (mehr) gut für uns war. Wir dürfen und sollten eine neue Entscheidung treffen, denn wir sind trotz einer Krise früher oder später wieder handlungsfähig und haben die Möglichkeit, eine entscheidende Wendung herbeizuführen. Ist das nicht schön?

Das Gute, wenngleich „gut" bei einem Misserfolg ziemlich ironisch klingen mag, ist, dass wir automatisch innehalten, Tempo rausnehmen und von der Überholspur erst einmal auf den Standstreifen wechseln. Dort stehen wir nun, schalten den Motor aus und überlegen, wie es soweit kommen konnte. Nachdenken, reflektieren und analysieren ist bereits der erste Schritt, um aus der Krise herauszukommen und um das Geschehene als Chance sehen zu können.

Wir haben zum Glück die Möglichkeit, eine neue Route auf unserer inneren Landkarte einzuschlagen. Auch wenn es ein unbequemer Weg ist, so lernen wir doch aus schweren Stunden mehr als in krisenfreien Zeiten. Wenn es uns – zumindest scheinbar – gutgeht, haben wir keinen Grund, unser Tun und Sein zu hinterfragen. Erst ein mächtiger Felsbrocken auf unserem Weg zwingt uns, über Alternativen nachzudenken. Ohne Krise hätten wir auf unserer Lebens-Landkarte diesen atemberaubenden anderen Weg mit einer möglicherweise viel schöneren Aussicht nie betreten.

Aus meiner jahrelangen Tätigkeit als Beraterin und Coach und aus meinem persönlichen Umfeld kenne ich viele Männer und Frauen, die aus einer Krise erfolgreicher, zufriedener selbstsicherer und gestärkt hervorgegangen sind... Musiker schreiben ihre besten Songs, wenn sie mitten in einer Krise stecken. Wer kennt beispielsweise nicht den Welthit von Eric Clapton „Tears in Heaven", mit dem er versucht den tragischen Verlust seines Sohnes zu verarbeiten oder den Megahit „Someone like you" von Adele, in dem sie über ihren Liebeskummer singt.
Eine Krise oder ein Misserfolg macht uns wach, aufmerksam und auch kreativ. Seien wir daher dankbar – nicht gleich, aber wenn Du so weit bist - das Geschehene mit Abstand betrachten zu können und daraus zu lernen.

Handlungsanleitung:
Hättest Du die Krisen-Situation verhindern können? War ein Bauchgefühl da, das Du ignoriert hast? Hat

Dich ein/e Geschäfts- oder LebenspartnerIn, dem Du „blind" vertraut hast, enttäuscht? Oder hat „einfach" nur das Schicksal zugeschlagen?

Fahre „rechts ran", halte inne und überlege, wer Dir helfen kann (siehe Kontaktliste) oder ob Du alleine einen Ausweg findest.

Analysiere die Situation aus der Vogelperspektive. Siehst Du die neuen schönen Wege? Erkennst Du vielleicht sogar, warum die alte Route nicht gut für Dich war? Erweitere Deinen Blick auf die Situation und erarbeite Handlungsoptionen. Wie kannst Du am besten mit dieser Situation umgehen? Wenn Du Möglichkeiten gesammelt hast, wählst Du die aus, die für Dich umsetzbar erscheinen.

Hilfreich ist auch, sich die Brille eines anderen Menschen (den man schätzt) aufzusetzen und zu überlegen, wie dieser die Situation bewerten würde. Welche Lösungsmöglichkeiten hätte dieser von Dir geschätzte Mensch?

Schreibe Deine Krisen auf und überlege, wofür diese Krise gut war und was Du daraus gelernt hast. Damit hast Du einen Erste-Hilfe-Kasten, der Dir beim Durchlesen Hoffnung und Kraft vermittelt.

Mein „Erste-Hilfe-Kasten" für Krisen

Was ist passiert?	Wofür war diese Krise gut?	Was habe ich daraus gelernt?
Trennung	*Konzentration auf mich selbst, Ausprobieren neuer, vorher nicht möglicher, Aktivitäten*	*Krampfhaftes Festhalten an einer kaputten Beziehung bringt auf die Dauer nichts*

Tipp 3 – Schau dahin, wo Du wirksam werden kannst!

„Schnitze das Leben aus dem Holz, das du hast."

Leo Tolstoi

Nimm Einfluss auf einen positiven Lebenswandel, damit Du glücklich und zufrieden bist. Konzentriere Dich auf Deinen Einflussbereich, d. h. auf die Dinge, die Du ändern und beeinflussen kannst. Wir alle sehnen uns nach Weltfrieden und möchten Kriege und weltweite Armut beenden, aber das liegt in der Regel nicht in unserem Einflussbereich. Viel naheliegender sind unsere direkten Mitmenschen und unsere direkte Lebensumgebung. Was können wir dort tun, um etwas zu verbessern?

Höre ich da ein klitzekleines Seufzen „Ich soll Einfluss auf etwas haben? Was soll ich denn schon verbessern können?"? Wir – und damit meine ich tatsächlich uns Frauen – neigen sehr dazu, uns und unseren Einfluss zu unterschätzen. Warum eigentlich?

Schau Dir einen schönen weißen Kieselstein an, der, einer unter vielen, am Ufer eines Sees liegt. Scheinbar unbedeutend und völlig unauffällig, bis

Du ihn nimmst und in den See wirfst. Was passiert? Wunderschöne Wasserkreise und sanfte Wellen zaubern ein herrliches Bild auf die Wasseroberfläche.

Nun gehen wir davon aus, dass Du etwas größer bist als dieser winzige Kieselstein. Werde Dir nun bewusst, welche Möglichkeiten sich Dir – im Vergleich zu diesem winzigen Kiesel – bieten, um wunderschöne Wellen zu schlagen.

Schon am frühen Morgen wirst Du bewusst oder unbewusst Einfluss auf Dein näheres Umfeld haben. Sei es bei den Familienmitgliedern, den Nachbarn, den GeschäftskollegInnen, Deinem Haustier oder bei dem/der VerkäuferIn in Deiner Lieblingsbäckerei. Bleiben wir bei der zuletzt genannten Person. Du gehst morgens zu Deinem Bäcker und erfreust Dich bester Laune. Du sprichst der netten Bäckereifachverkäuferin und ihrem neuen Kurzhaarschnitt ein Kompliment aus, das sie so sehr freut, dass sie sogar für einen Moment die garstige Laune ihres Chefs vergisst. Dann bist Du noch einem Kunden mit einem verbundenen Arm behilflich, seine Backwaren in den mitgebrachten Stoffbeutel zu verstauen. Herzlichen Glückwunsch – auf zwei Menschen hattest Du schon am frühen Morgen einen positiven Einfluss. Beide haben es sicherlich nicht bereut, Dir begegnet zu sein.

Natürlich kann so ein Morgen auch anders ablaufen. Du bist zu spät und schlecht gelaunt aufgestanden, ganz klar ein „bad-hair-day", fährst zu schnell zum Bäcker, parkst Dein Auto direkt vor der Bäckerei auf dem engen Gehweg, eilst in den Laden, ignorierst die Warteschlange, drängelst Dich vor und der Kunde vor Dir mit einem verbundenen Arm kauft Dir die letzte Brezel vor der Nase weg. Selbstverständlich benötigst Du nun dringend einen Schuldigen, bei dem Du Luft ablassen kannst. Günstig, dass die arme Bäckereifachverkäuferin nicht flüchten kann und Dein auserwähltes Ventil fürs Dampfablassen ist. Vermutlich schicken alle Kunden und Angestellten der Bäckerei wie auch die, die den Gehweg nicht benutzen konnten, weil Dein Auto ihn blockierte, ein Kurzgebet gen Himmel und bitten darum, dass Du die einzige schräge Person bist, die ihnen heute begegnet. Das ist auch eine Art, Einfluss auf seine Mitmenschen zu haben.

Sicherlich aber bist Du niemand, der auch nur im Ansatz solch ein Verhalten an den Tag legt und sein Umfeld mit seiner schlechten Laune beeinflusst. Unter Umständen sind Dir aber schon solche Menschen ein bis zwei Mal in Deinem Leben begegnet, oder?

Vielleicht singst Du seit Jahren in einem Chor und freust Dich jeden Montag auf die nette Gruppe und Eure musikalischen Leistungen. Bis eine neue Dame sich Euch anschließt, deren Charaktereigenschaften streitsüchtig sind und die es absolut genießen kann, ihre Mitmenschen zu manipulieren und sich irrsinnig an der Macht freut, Gift zu versprühen. Ihre Stimme nutzt sie, um schlechte Stimmung zu verbreiten und ihr Einfluss ist so enorm, dass sie Euer jahrelang harmonisches Miteinander innerhalb kürzester Zeit vergiftet hat und zwischen Euch Chormitgliedern kein Gleichklang mehr herrscht.

Doch lass uns diese Geschichte in eine schöne Erzählung umwandeln, denn wir sind ja bestrebt, uns den positiven aktiven Einfluss bewusst zu machen: Du singst schon viele Jahre in einem Chor. Eines Tages bekommt ihr einen weiblichen Neuzugang, Frau Fröhlich. Schnell stellt sich heraus, dass ihre wunderschöne Stimme eine absolute Bereicherung für den Chor ist, da ihr durch sie eine größere Bandbreite an Liedern singen könnt. Aber nicht nur ihre Stimme, auch ihre fröhliche Art und ihre Kontakte beeinflussen Euren Chor im positiven Sinne enorm. Ist es nicht herrlich, welch positiven Einfluss ein einzelner Mensch haben kann?

Ja, wir alle können beeinflussen, verändern und polarisieren – im Guten wie im Schlechten. Manche sind sich dessen bewusst, manche nicht. Deshalb die Frage an Dich: Möchtest Du selbst Regie in Deinem Leben führen? Oder gibst Du Dich mit einer Rolle ab, die Dir andere – möglicherweise für Dich ganz unbedeutende Menschen – zugewiesen haben?

Wie viel Einfluss haben wir auf andere und wie viel Einfluss dürfen andere auf uns haben? Deine

Gedanken beeinflussen Deine Laune, Deine Laune beeinflusst Deine Ausstrahlung und Deine Ausstrahlung beeinflusst Deine Außenwirkung. Wie möchtest Du wahrgenommen werden? Möglicherweise beeinflussen Deine Gedanken sogar Deine Gesundheit. Es lohnt sich, beeinflussen zu wollen.

Wir haben leider keinen Einfluss darauf, wer in unserer Nachbarschaft lebt, wer zu unserem Familienkreis gehört oder mit wem wir gemeinsam im Chor singen – aber wir haben Einfluss darauf, wie wir den Menschen begegnen. Wir können entscheiden, wie viel Macht wir ihnen geben, unser Leben zu beeinflussen. Du hast immer noch die Möglichkeit, Dich zu distanzieren – zumindest emotional – und ihnen somit die Möglichkeit nehmen, auf Dich einzuwirken. Du hast einen cholerischen Chef? Mit ziemlicher Sicherheit kannst Du ihn nicht positiv mit Deiner guten Laune oder einem lockeren Spruch zu seiner Kurzhaarfrisur beeinflussen – aber Du kannst auf Dich und Deine Gefühle Einfluss nehmen, damit Du Dich nicht von ihm dermaßen verletzen lässt. Verändere Dein Verhalten und passe besser auf Dich auf. Und im Zweifel kann auch noch Plan B eine Lösung sein, indem Du Dir eine andere Arbeitsstelle suchst. „Raus aus dem alten Trott" kann sehr befreiend sein, egal von welchen Beziehungen wir nun reden. Im Nachgang fragt man sich oft, warum man nicht schon früher etwas verändert hat und man sich so lange hat beeinflussen lassen.

Erstaunlicherweise gibt es chronisch nörgelnde und unzufriedene Streithähne unter uns Menschen, die sich dann auch noch gerne als Opfer darstellen, weil ja schließlich die Mitmenschen nicht genau das tun, was ein Streithahn von ihnen möchte. Logisch, oder? Da diese Streithähne irgendwo wohnen, könnte es sogar sein, dass so jemand direkt neben Dir wohnt. Jahrelang hast Du versucht, es ihm oder ihr recht zu machen. Du hast Dich von deren Forderungen „um des lieben Friedens willen" beeinflussen lassen oder warst sogar Teil des Kriegsschauplatzes, weil Du auf deren Aktionen reagiert hast, ob mental, verbal, schriftlich oder mit juristischem Beistand.

Gestatte „Frau oder Herrn Miesepeter" keinen Einfluss mehr auf Dein Leben. Diese Menschen leben von Deiner Energie und haben schlechten Einfluss auf Dich. Verwende Deine Zeit und Energie ab sofort für die schönen Dinge des Lebens.

Wir können sehr viel steuern, damit wir zufrieden, glücklich und authentisch sind. Aber leider ist auch unser Einfluss begrenzt. Ein lang ersehnter Lottogewinn, das Gesundbleiben, ein ewiger Weltfrieden, das Wetter, einen tollen, fairen Chef, immer geputzte Fenster, super schöne Haare und was sonst noch alles auf der „da-würde-ich-gerne--Einfluss-nehmen-Liste" stehen könnte, wird sich nicht aktiv beeinflussen lassen. Aber die Liste von den Dingen, die wir tatsächlich in die Hand nehmen können, ist durchaus beeindruckend und es lohnt sich, die Regie zu übernehmen.

Es stimmt, wir können die Massentierhaltung leider nicht verhindern – aber wir brauchen sie auch nicht aktiv zu unterstützen. Sollte ein Demeter-Rumpsteak Deinen Geldbeutel sprengen, wäre vielleicht der Kauf von Bio-Eiern (zumindest einmal pro Monat) ein Kompromiss für Dich und Deine Haushaltskasse. Bemitleidest Du die armen Frauen und Kinder in der dritten Welt, die für einen Hungerlohn mit giftigen Farbstoffen hantieren müssen, damit Textil-Discounter ein T-Shirt für den Schnäppchenpreis von € 4,– anbieten können? Du kannst Einfluss nehmen, indem Du diese Discounter nicht (zumindest nicht immer) unterstützt. Die Nachfrage bestimmt das Angebot – wobei hier zugegebenermaßen der Geldbeutel mitspielen muss. Es ist sicherlich verlockend, die Taschen beim Discounter mit zehn T-Shirts für nur € 40,– zu füllen, während Du für den gleichen Betrag „nur" zwei T-Shirt mit Öko-Siegel erwerben kannst. Wir beeinflussen jedoch auch als kleines einkaufendes Kieselsteinchen den Gewinn der jeweiligen Hersteller, Hühnerhöfe etc. Stelle Dir vor, jeder würde darüber nachdenken und entsprechend handeln. Unser Einfluss wäre riesig!

Auch den Weltfrieden können wir nicht herbeizaubern noch Kriege oder die weltweite Armut beenden – aber wir können dennoch mit den uns möglichen Beiträgen in unserer kleinen Welt sehr viel bewegen und beeinflussen. Ist der Streit mit der Kollegin wirklich so existenziell wichtig? Manchmal ist „Ruhe haben" doch viel schöner als „Recht haben wollen" und schon wieder gibt es einen „Kleinkrieg" weniger auf Erden.

Du hast nicht das nötige Kleingeld, um eine seriöse Hilfsorganisation zu unterstützen? Du kannst aber in einem Altenheim anfragen, ob Du einer einsamen älteren Dame Gesellschaft leisten oder mit einem an den Rollstuhl gefesselten Herrn eine Runde im Park spazieren gehen darfst. Du kannst aber auch im nächstgelegenen Tierheim einen Hund ausführen. Oder einfach Deiner Nachbarin helfen, ihre Einkäufe in den dritten Stock zu tragen. Die kleinen Dinge sind es, die die Welt verändern.

Denke an das scheinbar unbedeutende Kieselsteinchen und zaubere Deine eigenen, wunderschönen Kreise in Deine Welt, verursache schöne, positive Wellen, wo und bei wem Du es für Dich möchtest.

Und falls Dir beim nächsten Käsekuchenkauf ein Kompliment für die Bäckereifachverkäuferin in den Sinn kommt, traue Dich, es auszusprechen. Es könnte ihren Tag positiv beeinflussen und ihre Reaktion könnte Dir zeigen, welchen bemerkenswerten Einfluss Du haben kannst, wenn Du nur möchtest.

Handlungsanleitung:

Ist Dir beim Lesen schon eine Idee eingefallen, wo Du bei Dir oder bei einer anderen Person einen positiven Einfluss nehmen könntest? Oder wo Du eigene negative Gedanken oder schlechtes Verhalten umwandeln möchtest?

Schreibe es auf, denn ein geschriebenes Wort wird nicht so schnell vergessen wie gedankliche Vorsätze. Diese landen nämlich ganz gerne in einer geistigen „Irgendwann-Schublade". Kennst Du solche großen, vollgestopften Schubladen, in denen viel Vergessenes liegt? Vielleicht sogar wunderschöne Kieselsteinfunde von einem Spaziergang am See?

Meine positive Einwirkung auf mir wichtige Menschen

Wer ist mir wichtig?	Wie kann ich etwas Positives für ihn/sie tun?	Wann tue ich es?
Meine Schwester	*Komplimente machen, sie ohne Grund anrufen*	*Bis Ende nächsten Monats*

Tipp 4 – Handle entschlossen

„Wir sind nicht nur verantwortlich für das, was wir tun, sondern auch für das, was wir nicht tun."

Molière

Setze Dir klare Ziele. Ergreife die Initiative und warte nicht darauf, bis es andere tun. Überlege immer, was der nächste kleine Schritt auf dem Weg zu Deinem Ziel ist.

Fällt es Dir schwer, Entscheidungen zu treffen, Initiative zu ergreifen oder für Dich selbst einzustehen? Etwas für Dich zu fordern, freundlich und dennoch klar in der Aussage? Möchtest Du das ändern? Dann überlege Dir in den jeweiligen Situationen, was das Ergebnis sein könnte, wenn Du handelst – im Vergleich dazu, wenn Du nichts unternimmst. Welche Belohnung erwartet Dich?

Ist es für Dich dann völlig in Ordnung, wenn ein/e KollegIn den tollen, interessanten, gut dotierten Job, für den Du eigentlich viel besser qualifiziert wärest, bekommt? Oder Dir eine andere Frau den Mann vor der Nase wegschnappt, der eigentlich seit Monaten Dein heimlich auserkorener Traummann ist?

Wie oft verwendest Du das Wort „eigentlich" im Zusammenhang mit Dir und Deinem Leben? Und wie ernst nimmst Du Menschen, die in „Eigentlich-Sätzen" sprechen? Hast Du Kinder? Spurtet Dein Nachwuchs abends zum Zähneputzen, wenn Du sagst: Eigentlich müsstest Du schon im Bett sein? Oder bist Du Hundebesitzer? Folgt Bello Dir, wenn Du ihm sagst: Eigentlich solltest Du Sitz machen? Ja, unsere Wortwahl kann uns verraten. Sei kein „Eigentlich-Mensch" – sondern klar in der Aussage und im Handeln.

Beobachte auch mal die Menschen in Deinem Umfeld: Vor wem hast Du Respekt, wen nimmst Du ernst? Wer ist glücklich in der Beziehung? Im Berufsleben? Wer ist ein Gewinnertyp? Sind das nicht die Personen, die völlig klar, strukturiert und selbstbewusst sind? Ja, sie haben nicht einfach nur Glück – sie tun etwas dafür: Sie ergreifen die Initiative, bevor es andere tun (und vermutlich verwenden sie nicht oft das Wörtchen „eigentlich").

Lass uns konkret werden. Was ist Dein Anliegen? Wo möchtest Du für Dich die Initiative ergreifen oder handeln? Im Job? In Deiner Beziehung? Bei der Wohnungssuche?

Nehmen wir an, Du bist berufstätig und Dein Gehalt ist unterirdisch und müsste zwingend angehoben werden, damit Du wieder gerne und ordentlich Deinen Job ausführst:

Möglichkeit Nr. 1: Du sagst natürlich nichts und wartest, bist Dein Chef auf Dich zukommt, um Dir Dein bisheriges Gehalt zu verdoppeln.

Möglichkeit Nr. 2: Du hoffst darauf, dass eine Kollegin/ein Kollege sich für Dich einsetzt, um Dein Gehalt mit Deinem Chef zu besprechen.

Möglichkeit 3: Du bist wahnsinnig mutig und sagst Deinem Chef im Nebensatz bei der gerade stattfindenden Weihnachtsfeier, dass Du gerne irgendwann etwas mehr Gehalt möchtest, sofern es das Budget überhaupt zulässt.

Möglichkeit 4: Du machst Dir Gedanken über eine konkrete Summe (mit minimalem Spielraum) sowie Argumente, die für Dich sprechen, vereinbarst einen Termin bei Deinem Chef und nennst professionell und emotionsfrei Deine Gründe, warum Dir eine Gehaltserhöhung zusteht.

Stell Dir vor, Du bist Dein Chef – bei welcher der vier genannten Möglichkeiten würdest Du ernsthaft darüber nachdenken, Dir ein größeres Stück vom Gehaltsbudget abzugeben?

Gehen wir nun in den Bereich des Zwischenmenschlichen. Dein Partner überlässt Dir in aller Selbstverständlichkeit den gesamten Haushalt, obwohl Du selbst Vollzeit berufstätig bist.

Möglichkeit 1: Du sagst nichts und leidest still vor Dich hin.

Möglichkeit 2: Du sagst nichts und planst heimlich einen trotzvollen Abgang.

Möglichkeit 3: Du sagst beiläufig, während ein spannender Tatort im Fernsehen läuft: „Du, unser Nachbar hat heute Wäsche aufgehängt."

Möglichkeit 4: Du bittest um ein Gespräch. Bei diesem bist Du völlig klar und innerlich aufgeräumt und bittest um die gemeinsame Ausarbeitung eines Plans, wie der Haushalt zukünftig besser aufgeteilt werden kann.

Stell Dir vor, Du bist der Mann: Bei welcher der vier genannten Möglichkeiten würdest Du erkennen, dass Deine Frau unzufrieden ist und dringend – sehr dringend – Handlungsbedarf besteht?

Es ist nicht immer böse Absicht der Arbeitgeber oder Partner oder von wem auch immer, wenn Deine Gedanken nicht ausgelesen und Deine nicht ausgesprochenen Wünsche nicht erfüllt werden. Okay, bei manchen mag es Absicht sein, nicht zwischen den Zeilen lesen zu wollen. Du machst es ihnen mit einer passiven Haltung aber auch sehr einfach, Deine Belange zu ignorieren. Ich behaupte frech, dass Du mit ziemlicher Sicherheit auch nicht bei Deiner Friseurin den Preis für Deinen Haarschnitt hinterfragst und ihr vorrechnest, dass sie seit drei Jahren die Preise nicht erhöht hat, obwohl sie regelmäßig Fortbildungen absolviert und auch die Kosten für Wasser und Strom immer höher werden. Nein, Du gehst davon aus, dass sie als Geschäftsfrau schon auf Dich zukommen wird, wenn ihre Preise für sie nicht mehr gewinnbringend sind. Sei Du für Dich auch eine taffe Geschäftsfrau und (ver-)handle, damit Du auf der Gewinnerseite des Lebens stehst.

Wenn wir uns nicht eindeutig und unmissverständlich äußern, müssen wir mit dem leben, was wir bekommen, und mit ziemlicher Wahrscheinlichkeit werden wir damit nicht zufrieden sein. Und nein, wir sind dann auch kein Opfer der anderen, sondern Opfer unserer selbst.

Auch wenn Dein Handeln nicht immer zu dem gewünschten Erfolg geführt hat und führen wird – aber Du hast es versucht bzw. versuchst es und kannst mit Dir zufrieden sein. Du bist aktiv, kämpfst vielleicht sogar für Dein Ziel und musst Dir deshalb im stillen Kämmerlein niemals den Vorwurf machen, es nicht zumindest versucht zu haben. Sei taff, setze Dich für Dich und Deine Belange ein und lebe nicht wie eine Marionette, deren Aktivitäten andere Hände bestimmen.

Steh für Dich ein und erwarte nicht von anderen, es für Dich zu tun. In „erwarten" steckt das Wort warten

– wie lange willst Du warten? Auf wen? Und warum eigentlich?

Belohne Dich mit einem stolzen „Das habe ich schon mal geschafft!" auch für kleine Herausforderungen. Das stärkt und motiviert Dich für weitere Aufgaben. Auch eine kleine Bewegungsübung (z. B. fünf Kniebeugen oder Dehnübungen) lässt Dich leichter Aufgaben angehen!

Du fühlst Dich in Deiner Wohnung nicht mehr wohl? Ja klar, Du kannst jeden Tag auf jemanden warten in der Hoffnung, dass er Dir helfen kann, eine schönere Bleibe zu finden. Aber dafür musst Du handeln: ihn fragen! Oder noch besser: ihn fragen und auch noch Zeitungen, Internet etc. durchstöbern. Die andere Variante wäre: Sei inaktiv – aber zufrieden mit Deiner Wohnung.

Handlungsanleitung:
Beginne mit kleinen Veränderungen, die Du vornehmen möchtest. Du wirst immer mehr Routine bekommen und es wird Dir leichter fallen, auch große Veränderungen anzugehen. Du kannst z. B. mit Deinem Kleiderschrank anfangen. Welche Veränderung in Deinem Kleiderschrank möchtest Du bewirken?

Mein Ziel	Maßnahme	Zeitpunkt	Mein Erfolg
Was will ich erreichen?	Was muss ich dafür als Nächstes tun?	Wann tue ich das?	Woran erkenne ich, dass ich erfolgreich war?
Neuen Job finden	Recherche nach vakanten Stellen, Bewerbungen schreiben	Sofort	Neuen Job gefunden, mit dem ich zufriedener bin.

Tipp 5 – Erkenne Dich selbst

„Sich kennen, heißt sich irren, und das Orakel, das da sagte: ‚Erkenne Dich selbst!' hat dem Menschen eine schwierigere Aufgabe zugewiesen, als die des Herkules und ein schwärzeres Rätsel aufgegeben als das der Sphinx."

Fernando Pessoa

Was kannst Du über Dich selbst lernen? Nach welchen Mustern reagierst Du auf Deine Umwelt und Deine Mitmenschen? Was hast Du aus Deiner Kindheit mitgebracht? Wie kannst Du mit diesem Päckchen konstruktiv umgehen, um nicht immer wieder in denselben Mustern gefangen zu sein? Lerne Dein inneres Kind kennen. Hol Dir Hilfe bei einer Freundin oder einem Coach. Nutze Meditation und erkenne Dich selbst.

Wieso sollen wir über uns nachdenken und etwas lernen oder sogar ändern? Es ist doch wesentlich einfacher, bei den anderen zu schauen, was sie uns Gutes oder Schlechtes antun, wie sie auf uns reagieren und wie sich uns gegenüber verhalten. Diese Vorgehensweise ist für das eigene Ego herrlich angenehm. Aber die Schuldfrage zu klären, steht viel zu oft im Mittelpunkt. Nach jahrelanger Psychotherapie weißt Du endlich, dass Dein Vater oder Deine Mutter daran schuld sind, wie Du geworden bist. Gut. Aber was jetzt? Wen bringt das weiter?

Wir sind alle vom Leben positiv wie auch negativ gezeichnet und tragen unsere Vergangenheit in einem Rucksack mit uns herum. Diesen Rucksack können wir öffnen, um ihn mit dem nächsten schweren Päckchen zu füllen, bis wir ihn nicht mehr tragen können oder er aus allen Nähten platzt. Wir können aber auch ab und zu reinschauen und uns von alten Paketen, die uns nur belasten und nicht mehr sonderlich hilfreich sind, trennen. So, wie wir auch unseren Kleiderschrank ab und an durchmisten (sollten). Welchen Sinn macht es, eine Jeans, die uns seit Jahren deutlich zu eng geworden ist, weiterhin aufzubewahren? Der Anblick bereitet uns maximalen Ärger und ich kenne keine Frau, die zu viel Platz im Kleiderschrank hat und einen Lückenfüller benötigt. Trenne Dich von Deinen alten Lasten und mache Platz für Neues. Welche schleifst Du auf Deinem armen Rücken mit Dir herum, von denen Du Dich lösen könntest? Sind sie noch aus Deiner Kindheit? Wann und von wem hast Du das Paket angenommen? Nimm Dir bewusst Zeit, um Deinen Rucksack auszupacken und auszumisten. Du wirst Pakete finden, die Dir heute überhaupt nicht mehr von Nutzen sind und Dich vielleicht sogar traurig machen – aber auch welche, die wunderschön sind und die Du längst vergessen hast, weil so viel Unwichtiges obendrauf gelegen hat. Reflektiere beim Ausräumen, welches der Pakete Dich zu der gemacht hat, die oder der Du heute bist und ob es noch gut ist, so zu sein. Hattest Du eine schöne Kindheit, die Dich gestärkt hat? Dein inneres Kind durfte alles an Liebe und Zuneigung erfahren, sodass es voller Vertrauen in die Welt und die Zukunft blicken konnte? Dein inneres Kind verkörpert, wie Du als kleines Mädchen die Welt wahrgenommen hast. Welche Erinnerungen und Erlebnisse hattest Du? Freude oder Schmerz, Glück oder Trauer, Zugehörigkeit oder Einsamkeit, Vertrauen oder Verlust, Liebe oder Ablehnung? Wurde Deine kleine Kinderseele verletzt und vernachlässigt, sodass sie verhungert ist? Oder darfst Du auf ein glückliches Mädchen à la Pippi Langstrumpf blicken, deren kleine Seele mit Liebe genährt wurde? Unsere Kindheit prägt unser heutiges Verhalten und unser Urvertrauen ins Leben – aber auch unsere Gedanken an unsere Kindheit bestimmen unser Lebensmuster. Können wir auch schöne Augenblicke abrufen – oder haben wir nur die schrecklichen in Erinnerung?

Eine gute Bekannte ist als Kind von ihrer Mutter, die völlig überfordert mit dem Mutterdasein war, in ein Kinderheim geschickt worden. Falls nun bei Dir ein „Oh je die Arme"-Seufzer aus Deinem Inneren kommt, darf ich Dich beruhigen. Die heute fast 50-jährige Frau ist nach wie vor der festen Überzeugung, dass sie auf eine richtig glückliche Kindheit mit viel Freude und Freunden und allerlei lustige Streiche zurückblicken darf und ihr nichts

Besseres passieren konnte, als im Heim aufzuwachsen statt bei einer hilflosen Mutter. Sie ist im Reinen mit sich, ihrer Vergangenheit und ihrem inneren Kind. Ich glaube jedoch nicht, dass die Mehrzahl der Heimkinder dieses Gedankengut mit ihr teilt. Vielmehr werden die meisten Kinder, die im Heim aufgewachsen sind, ihre Gefühle mit Trauer, Wut, Enttäuschung und Unverständnis in Verbindung bringen. Das innere Kind des kleinen Mädchens oder des kleinen Jungen, das es damals gewesen ist, wurde verletzt und von der Mutter und/oder dem Vater im Stich gelassen.

Wie geht es Deinem inneren Kind? Ist es traurig und möchte dringend in den Arm genommen werden? Was spürst Du? Es ist -auch mit Hilfe eines guten Coachs, Therapeuten oder aber auch mit einer gut geführten Familienaufstellung möglich, das innere Kind zu heilen und ihm heute die Liebe zu geben, die es damals benötigt und vermisst hat. Wenn Du Dich traust, dieses Päckchen aus Deinem Rucksack zu nehmen, es zu öffnen, hinzuschauen und das Gewesene zu analysieren und anzunehmen, wird es Dir mit einer guten Begleitung auch möglich sein, Dich davon zu befreien und Dein Schultergepäck zu erleichtern. Lass Dir dabei helfen, Dein damals vernachlässigtes Kind heute in den Arm zu nehmen und ihm die Liebe zu geben, die es damals nicht bekommen hat und dringend benötigt, um zu heilen.

Jetzt sind wir wieder bei dem Thema Verantwortung übernehmen: Du bist nun erwachsen und darfst für das Glück des kleinen Mädchens verantwortlich sein. Nimm die Kleine in den Arm oder auf Deinen Schoß, knuddle sie kräftig durch und sag ihr, dass Du nun da bist und aufpassen wirst.

Du bist als taffe Frau noch heute wütend auf Mama und/oder Papa und würdest gerne mit dem Fuß aufstampfen oder zornig brüllen? Das ist auch in Ordnung, damit die alten Wunden heilen – aber sei Dir nach dem Brüllen, Stampfen, Keifen und Dich-auf-den-Boden-Schmeißen irgendwann wieder bewusst, dass Du heute erwachsen bist und selbst für Dein Leben verantwortlich sein darfst. Klopfe Dir bitte kräftig auf die Schulter und sei stolz auf Dich, dass Du heute die Kraft hast, über Dich und Dein Leben zu reflektieren und die Verantwortung für Dich zu übernehmen. Deine Eltern hatten diese Kraft und diese Selbsterkenntnis möglicherweise nicht. Sie haben Dich vielleicht so erzogen, wie sie selbst erzogen wurden, auch wenn es eine der denkbar schlechtesten Methoden war – oder sie waren (oder sind noch) mit ihrem eigenen Leben so beschäftigt, dass Du wenig bis gar keinen Platz in ihrem Leben hattest. Das darf wütend und traurig machen, aber auch stolz, denn: Du hast trotzdem überlebt. Du bist, sonst würdest Du diese Zeilen nicht lesen, reif, Dein Leben selbst bestimmen zu wollen und die alten Wunden heilen zu lassen. Dein inneres Kind macht gerade Luftsprünge. Spürst Du es?

Sind Dir auch schon erwachsene Menschen begegnet, die in gewissen Situationen immer noch eine gewisse Portion Trotz und auch Verhaltensweisen eines 4-jährigen Kindes ausstrahlen?

Wir können unsere Kindheit nicht ignorieren – sie hat uns geprägt. So, wie das Flusswasser das Kieselsteinchen im Flussbett prägt. Was wir können, ist, unsere Position zu verändern, unser aus der Vergangenheit resultierendes Muster zu erkennen und uns ein neues Strickmuster für die Zukunft zu erstellen. Hattest Du strenge Eltern und zuckst noch heute zusammen, wenn jemand einen strengen, lauten Ton anschlägt? Oder forderst Du unbewusst von Deinem Partner die Liebe und Aufmerksamkeit, die Dir als Kind gefehlt haben? War Dein Vater vielleicht Alkoholiker und dies beeinflusst noch heute Deine Partnerwahl? Mache Dir bei einem Spaziergang, in der Badewanne, in der Sauna, im Kuschelsessel oder wo immer ein guter Nachdenk-Ort für Dich ist, bewusst, was Deinen Rucksack so schwer macht, und lass Dir helfen, Dich von dieser Last zu befreien. Vielleicht bist Du auch in der Lage, zu Deinem inneren Kind Kontakt aufzunehmen. Vielleicht führt Dich eine Meditation zu der kleinen Seele? Was sagt das kleine Mädchen zu Dir? Wo benötigt es noch Hilfe, um glücklich zu sein? Welche Wunden sind noch da und benötigen von Dir ein schönes buntes Pflaster, um zu heilen? Zum Glück bist Du heute erwachsen und kannst für Dein kleines inneres Kind da sein. Das musst Du auch nicht alleine tun – es gibt Therapeuten, Coachs oder auch gute Freunde, die Dir dabei sicherlich gerne helfen.

Und glaube mir: es lohnt sich. Dein Lebensrucksack wird leichter und hat nun mehr Platz für schöne Päckchen. Zudem ist doch das Laufen mit weniger Gepäck viel geschmeidiger und einfacher. Oder nimmst Du die seit Jahren zu eng gewordene Jeans auf eine mehrtägige Bergwanderung mit?

Wie kannst Du mit Dir im Einklang und im Frieden mit Deiner Vergangenheit leben? Welche Aufmerksamkeit fordert Dein inneres Kind noch von Dir? Es nützt nichts, sich alles Gewesene schönreden zu wollen. Nein, es durfte und darf schmerzen, wenn die Kinderseele verletzt wurde – aber es sollte auch Dein Bestreben sein, die Vergangenheit zu akzeptieren. Du kannst heute als verantwortungsbewusste, reflektierende Frau versuchen, es besser zu machen, als es vielleicht Deine Eltern konnten, die möglicherweise einen sehr schweren Rucksack zu tragen hatten. Nicht jeder hat den Mut und die Kraft, die Päckchen zu öffnen und hinzusehen.

Ich hatte sehr alte Eltern, die beide der Kriegsgeneration angehörten. Mein Vater war als junger Mann Soldat und hat im Krieg seinen rechten Arm verloren. Das hat sein Leben, seine Rolle als

Mann und als Vater geprägt. Seine Introvertiertheit hat dazu geführt, dass wir nie ein inniges Verhältnis hatten und ich immer das Gefühl hatte, dass er mit mir nichts anfangen konnte. Das habe ich natürlich auf mich bezogen. Mein Gefühl war, dass mit mir etwas nicht stimmt, dass ich „falsch" bin. Erst als ich mich im Erwachsenenalter mit meinem Verhältnis zu ihm beschäftigt habe, habe ich herausgefunden, wie sehr ich einen Vater vermisst habe, der mich an die Hand nimmt, und wie sehr meine Mutter mich auf das Motto „Du musst alles alleine schaffen!" getrimmt hat.

Das war mein Päckchen, das ich aufgemacht habe, in das ich sehr lange nicht hineinschauen wollte. Erst nachdem ich es mir angeschaut hatte, konnte ich damit umgehen und meinen Eltern auch verzeihen.

Ich wünsche Dir viel Mut, Deine Pakete aufzuschnüren und zu sortieren. Falls sich Dein inneres Kind, Dein kleines Mädchen, bemerkbar macht: Nimm es in den Arm und gib ihr die Liebe, dies es zum Heilen benötigt, damit sie eine kleine, fröhliche Pippi Langstrumpf werden kann.

Und frag Dich, wenn Du Dich ärgerst und aufregst: Was wird da gerade bei mir angetriggert? Ist es ein altes Muster, das überholt ist? Nimm Dir Zeit – bei einer stillen Meditation mit tiefen Atemzügen werden so manche Stimmen und Erkenntnisse laut.

Meditationen, die Dich dabei unterstützen, findest Du zum Beispiel auf www.ohrinsel.de oder bei Veit Lindau.

Meine Pakete, in die ich hineinschauen sollte	Wie kann ich das angehen? Wer kann mir helfen?	Wofür ist das gut?
Verhältnis zu meinen Eltern	*Lebenscoach oder Therapeut*	*Alte Wunden heilen lassen, mit unerwünschten Kapiteln in meinem Leben abschließen*

Tipp 6 – Entwickle eine positive Sicht auf Dich selbst

„Nur wenige wissen, dass die Fähigkeit, andere zu lieben, erst durch die Möglichkeit, sich selbst zu lieben, ermöglicht wird."

Wayne Dyer

Sei liebevoll zu Dir und lobe Dich selbst. Gönne Dir selbst eine Belohnung für einen Erfolg.

Wenn wir eine Umfrage starten würden, wären die meisten Frauen sicher eher dazu bereit, Chinesisch zu lernen, statt einen Kurs „Sei liebevoll zu Dir und lobe Dich selbst" zu besuchen. Frauen fällt es schwer, sich liebevoll zu betrachten. Männer haben damit weniger Probleme. Ob es daran liegt, dass Männer nie auf die Idee kämen, sich mit Brad Pitt zu vergleichen, während wir Frauen in den Klatsch-und-Tratsch-Zeitschriften auf 67 Seiten mindestens 121 Frauen finden, die viel besser aussehen als wir selbst? Selbstverständlich lassen wir die Argumente, dass die Bilder der abgebildeten Damen von Profis stundenlang nachbearbeitet wurden, nicht gelten. Nein, alle Ladys – außer Dir und mir – sind perfekt. Sie haben natürlich keine Cellulitis, zu breite Hüften, zu dünnes Haar und selbstverständlich auch keinen Bauchansatz oder Schlupflider. Tagein, tagaus schreiben wir gedanklich an unserer Bachelor-Arbeit

„Was mich alles an mir stört und was alles geändert werden müsste, damit ich perfekt wäre". Wenn Du einmal sehr viel Zeit und Langeweile hast, frage Deine Freundin, was sie alles an sich ändern würde, wenn sie nur könnte. Die Aufzählungen werden nicht enden wollen. Die Frage, was alles an ihr gut ist, wird vermutlich mit zögernden stockenden Worten in 38 Sekunden beantwortet sein, und ein „Ich und mein Körper sind okay" wird darin nicht vorkommen. Wetten?

Wie viele Pralinen essen wir genüsslich, um uns etwas Gutes zu tun, um uns etwas zu gönnen, und wie viele mit einem schlechten Gewissen? Sorgt vielleicht schon das schlechte Gewissen dafür, dass die Mini-Praline direkt unser Hüftgold nährt? Gerade so, wie wir auf unser Unglück warten, wenn uns am Freitag, dem 13., eine schwarze Katze von links über den Weg läuft? Ein Versuch wäre es wert, beim nächsten Pralinennaschen die Variante „mit Genuss und ohne schlechtes Gewissen" zu wählen – möglicherweise setzen sich die Kalorien dann auf dein Wohlfühlgefühl statt auf die Hüften.

Wir sind jedoch nicht nur, was das Äußere betrifft, fast frei von Empathie mit unserer eigenen Person – nein, auch ein Blick nach innen ist zumeist sehr selbstkritisch. Unsere Vorwürfe reichen von: Ich müsste (mehr) Sport treiben, ich müsste den Küchenschrank auswaschen, ich müsste konsequenter sein, ich müsste weniger Ungesundes essen ...

Sind wir zu unserer Freundin, Arbeitskollegin, Nachbarin und Bäckereifachverkäuferin ebenso kritisch wie zu uns selbst?

Nimm Dir ein Blatt Papier und einen Stift zur Hand und schreibe all die Dinge auf, mit denen Du selbst zufrieden bist. Ich meine nicht „richtig extrem gut zufrieden", sondern einfach nur „zufrieden". Kannst Du gut zuhören, hast Du schöne Hände, kannst du schön dekorieren, hast Du für Familie und Freunde tolle Geschenkideen, bist du gut oder erfolgreich in einer Sportart, findest Du Dein Dekolleté in der hübschen schwarzen Bluse adrett, backst Du gut und gerne Käsekuchen etc. Beachte bitte, dass jegliche Art von Negativem nichts auf dem Papier zu suchen hat. Wenn Du Startschwierigkeiten hast, frage eine Person Deines Vertrauens, was sie an Dir toll findet und was sie an Dir mag. Du wirst staunen, wie sich Dein Blatt mit tollen Eigenschaften füllt, die Dich für andere liebenswert machen. Du wirst kein Wort über Schlupflider oder Bauchansatz lesen, und wenn doch, würde ich an Deiner Stelle den entsprechenden Kontakt überdenken und ggf. diesen Namen aus der im Kapitel 4 verfassten Kontaktliste mit einem Fragezeichen versehen.

Ist es nicht erstaunlich, wie uns unser Umfeld wahrnimmt und wie selbstkritisch wir uns selbst betrachten?

So, nun zurück zu dem Liebesbrief an uns selbst. Wie fühlt es sich an, sich mit all den schönen Sätzen oder Eigenschaften zu betrachten? Wird Dein Blick in den Spiegel weich und gütig? Siehst Du, was Deine Mitmenschen an Dir mögen und wie sie Dich sehen? Du hast jede Menge Gründe, Dich selbst zu lieben. Lass Dich innerlich strahlen und Du wirst sehen, wie sich Deine Ausstrahlung positiv verändert.

Schau Dir die Männer an: Die wenigsten werden sich vor den Spiegel stellen und über ihr gut verdecktes oder noch nie vorhandenes Sixpack nachdenken. Sie betrachten und bewundern wohlwollend die starken Schultern, die leicht von Muskeln durchzogenen Arme oder denken beim Selbstbetrachten schon über das bevorstehende Fußballspiel nach. Männer haben auch kein Problem damit, sich selbst zu loben und sich feiern zu lassen. Das Auto volltanken ist schon Grund genug, ein Bier als Belohnung zu rechtfertigen, und ob und wie viele Kalorien eine Flasche Bier hat, ist völlig unwichtig. Herrlich, oder? Wir Frauen putzen die Wohnung, bügeln anschließend die Wäsche und kochen parallel dazu ein 3-Gänge-Menü – begleitet von Selbstvorwürfen, warum nun beim Putzen das Stück Schokolade in den Mund wandern musste. Wir können uns das Leben schon ganz schön schwer machen.

Wir machen es aber auch unseren Mitmenschen schwer. Was passiert, wenn wir ein Lob erhalten? Wir tun es ab und sind versucht, uns zu verteidigen, dass wir das Lob gar nicht verdient haben. Wie wäre es, wenn Du ab sofort ein Lob dankend annimmst? Der Lobende wird schon wissen, warum er Dich loben möchte.

Dürfen wir uns auch selbst loben? Ja, unbedingt! Viele von uns müssen dies jedoch erst lernen, wohingegen die Selbstvorwürfe jahrelang bestens eingeübt wurden. Das Erlernen der Selbstbelohnung tut auch nicht weh – es bedarf nur etwas Übung und Bewusstsein, wofür Du Dich alles loben darfst. Halte Dir vor Augen, wie und warum Du Deine Kinder, Deinen Partner oder Deine Schwiegermutter lobst. Vielleicht sind es Dinge wie das Aufräumen des Kinderzimmers, das Wechseln der Autoreifen, die leckere Käseplatte, die bei der letzten Party mitgebracht worden ist – es gibt viele Dinge, die lobenswert sind. Mit Lob erkennen wir das Getane an, und nebenbei dient es noch als Motivation für die Zukunft. Vielleicht bekommt Dein Nachwuchs sogar ein Eis für das Aufräumen, Dein Mann einen dicken Kuss und die Schwiegermutter einen Blumenstrauß?

Siehst Du, Du kannst loben und Dich auch bedanken – nun darfst Du es auch bei Dir üben. Du möchtest schon seit Wochen, Monaten oder Jahren Deinen

Kleiderschrank ausmisten und die zu engen Jeans aussortieren? Wenn Du Dich dran gemacht hast und die Jeans im Kleidercontainer oder Secondhandladen gelandet ist, lobe Dich dafür. Du kannst Dir auch etwas bewusst gönnen. Ein T-Shirt (es gibt ja wieder Platz im Schrank) oder vielleicht eine leckere Praline? Lobe und belohne Dich, dass Du es endlich geschafft hast! Oder hast Du Deinen inneren Schweinehund besiegt und bist am Donnerstagabend zum Sport gegangen? Super! Feier Dich und klopfe Dir auf die Schulter. Bedanke Dich bei Dir, dass Du dort gewesen bist. Möchtest Du Dich mit einem Blumenstrauß belohnen? Auch eine gute Idee, denn dann kannst Du Dich tagelang daran freuen, dass Du sportlich aktiv gewesen bist. Hast du jedoch den Sport geschwänzt, akzeptiere es, ohne Dich selbst zu zermartern. Es ist, wie es ist. Überlege, was Du Deiner Freundin sagen würdest, wenn sie Dir beichtet, nicht zum Sport gegangen zu sein. Du wirst jede Menge gute Argumente für sie finden, um ihr Schwänzen zu rechtfertigen und zu entschuldigen. Vorwürfe, wie inkonsequent sie ist und wie dringend sie den Sport nötig hat, für den sie ja schließlich auch jeden Monat Geld bezahlt, werden Eurer Freundschaft nicht sehr guttun. So wie es Dir nicht guttut, wenn Du einen solchen Umgang mit Dir selbst pflegst. Oder glaubst Du, es ist gut für Dich, wenn Du Dich selbst als blöde Kuh, Versagerin oder Ähnliches bezeichnest? Wie Du weißt, formen Worte unsere Gedanken und sogar Glaubenssätze. Achte daher auf die Worte und Begriffe, die Du für

Dich selbst verwendest, lasse keine lieblosen Formulierungen zu.

Wir dürfen und sollten uns selbst lieben und loben.

Es ist auch nicht zwingend notwendig, dass Du Dich zu einem Menschen verwandelst, der lauthals jedem verkündet, wie toll, genial und einzigartig er ist – tue es für Dich. Wenn Dir der Käsekuchen wieder einmal super gelungen ist, freue Dich und lobe Dich für Dein Können. Ich würde Dir jedoch nicht unbedingt empfehlen, kuchenlos beim nächstbesten Nachbarn zu läuten, um ihm zu erzählen, dass Du die beste Käsekuchen-Bäckerin auf Erden bist. Das wäre eher befremdlich. Genügt Dir jedoch Deine eigene Anerkennung (noch) nicht, kannst Du ihm ja ein Stückchen Kuchen vorbeibringen in der Hoffnung, dass er Dich dann für Deine Backkunst loben wird. Wenn Du etwas über Dich lernen möchtest, mache Dir Gedanken darüber, warum Dir Dein eigenes Lob, die eigene Anerkennung, nicht ausreicht.

Hast Du bisher den Begriff Eigenliebe mit Narzissmus oder Egoismus gleichgesetzt? Dem ist nicht so – vielmehr sorgt eine Fülle der Eigenliebe dafür, dass Du auch wahre Liebe für andere empfinden kannst. Wenn Du liebevoll zu Dir bist, kommst Du nicht umhin, ein glücklicher und zufriedener Mensch zu sein, von dem Dein Umfeld ordentlich partizipiert. Du bist nicht mehr hungrig danach, von außen Anerkennung und Liebe zu bekommen, sondern kannst Dich selbst mit Liebe und Anerkennung nähren. Du bist nicht mehr versucht, neidisch auf andere oder missgünstig zu sein. Warum auch, wenn Dein eigenes Leben voller Liebe ist. Wer kann das schon toppen?

Erstelle Deine Hitliste mit den Dingen, mit denen Du zufrieden bist, auf die Du stolz bist und die andere an Dir sehr schätzen und toll finden

Handlungsanleitung
Der Liebesbrief an mich selbst

Womit bin ich zufrieden?	Worauf bin ich stolz?	Was finden andere an mir toll?
Mit meinem Aussehen	*Ich kann sehr schön dekorieren und eine Wohlfühlatmosphäre kreieren.*	*Ich kann sehr gut zuhören und gute Tipps geben.*

Tipp 7 – Behalte Deine Zukunft im Auge

„Es ist, wie es ist. Aber es wird, was Du daraus machst!"

Happydings.net

Erinnere Dich an die innere Landkarte – die Landkarte, mit der Du Deine Lebens-Route/Deinen Lebensplan festlegst. Welche Zukunft, welches Ziel wünschst Du Dir von ganzem Herzen? Ist es beruflicher oder privater Natur? Ist es eine Illusion, an die Du selbst nicht wirklich glaubst, oder ist es für Dich wirklich wichtig und zukunftsweisend?

Sicherlich hast Du den Spruch *„Man muss für etwas brennen, um ein Feuer entfachen zu können"* schon einmal gehört oder gelesen. Und genau so ist es. Eine Tagträumerei ist furchtbar nett – aber ein tatsächlicher Wunsch, für den Du Dich begeistern kannst, der ein Feuer in Dir entfacht, ist es sicherlich wert, dafür zu kämpfen und das ein oder andere Hindernis zu überwinden. Wir als Erwachsene haben das Kämpfen und Überwinden von Hindernissen leider oft verlernt und leben desillusioniert mit unseren Zukunftsträumen. Liegt es daran, dass wir alt genug sind, um eine lange Enttäuschungsliste mit uns im Rucksack herumzuschleppen? Oder was war/ist der Grund, dass wir nicht mehr so willensstark und begeisterungsfähig sind?

Schau Dir das Handeln von Kindern an. Wenn ein kleiner Junge, nennen wir ihn Emil, unbedingt eine Tüte Gummibären haben möchte, wird er mit süßen Augenaufschlägen und herzzerreißenden „Biiittttte, Mama"-Rufen diese von Dir einfordern. Hilft ihm die freundliche, nette Seite nicht, werden auch gerne Versuche wie Füße aufstampfen oder vollmundiges Gebrüll verwendet, um Dich zu überzeugen... Emil verfolgt mit Eifer und einer Hartnäckigkeit sein Ziel. Ich habe noch nie ein Kind sagen hören: „Oh, ich hätte so gerne Gummibären, aber es hat ja gar keinen Sinn, Mama danach zu fragen." Nein, Emil gibt seinen Wunsch nach der Tüte Gummibären nicht kampflos auf. Erst im Erwachsenenalter fangen wir an aufzugeben, bevor wir überhaupt einen auch nur minimalen Versuch unternommen haben, unser Ziel zu erreichen.

Was für Emil die Tüte Gummibären ist, ist für Dich vielleicht eine Reise nach Australien. Kommen mit dem Wunsch auch gleich die Gegenargumente hochgepoppt wie „Oh, das Geld werde ich nie übrighaben" oder „Mein Chef wird mir eh keine sechs Wochen Urlaub genehmigen"?

Provokante Frage: Willst Du es wirklich so sehr? Wenn ja, versuche es doch zumindest! Eröffne ein Sparkonto, auf das monatlich ein Betrag X fließt oder suche Dir einen Nebenjob, der Dich Geld ansparen lässt. Oder wie wäre es, über *Work and Travel* nachzudenken? Wenn Du erst einmal das Geld auf der Seite hast und das ersehnte Ziel näher rückt, wirst Du sicherlich auch genügend Argumente finden und Deinen Chef überzeugen, dass er sechs Wochen auf Dich verzichten kann. Versuche es doch zumindest. Schau Dir den Gummibären-Emil an: Er kämpft um kleine rote, gelbe, weiße und grüne Süßigkeiten, die nur wenige Cent kosten. Vielleicht hat er nur einen Teilerfolg, weil er bis nach dem Essen warten muss und ihm dann nur vier Stück erlaubt werden. Aber am Ende vom Tag hat er sein Ziel erreicht.

Und wo ist Dein Kampfgeist? Latent vorhanden und gut versteckt? Rüttle ihn wach!

Wenn die Tierwelt so viel Geduld und Willenskraft wie viele Homo sapiens hätten, wäre manch eine Tierart bereits ausgestorben. Ein Adler kreist stundenlang über einem Feld in der Hoffnung, dass sich eine Maus blicken lässt. Und auch dann wird er manchen vergeblichen Sturzflug in Kauf nehmen müssen, bis ihm endlich ein Beutefang gelingt. Er kann es sich gar nicht leisten, schon nach dem ersten Fehlversuch aufzugeben oder zu denken: „Oh, das wird ja eh nichts".

Wir benötigen oftmals Geduld und sportlichen Einsatz, um die Hürden zu nehmen und selbst dann werden wir auch den ein oder anderen beutefreien Flug in Kauf nehmen müssen. Du kannst Dich und Dein Ziel beim ersten Hindernis direkt aufgeben und Dich für die nächsten Wochen bedauern; das wird Dir aber auf Dauer nicht helfen ein zufriedenes Dasein zu führen.

Nehmen wir an, die Australienreise ist ein ersehntes Urlaubsziel und ein riesengroßer Wunsch von Dir: Du sparst und sparst seit Monaten, gönnst Dir kaum oder keine neuen Klamotten und sämtliche kostspieligen Freizeitaktivitäten wurden aus dem Kalender gestrichen. Dein Australien-Konto füllt sich bis... die Waschmaschine einen Totalschaden hat. Du kommst nicht umhin, Deine Australien-Reserve anzuzapfen. Nun hast Du die Wahl, Dich endlos zu bedauern und aufzuregen, wie gemein das Leben zu Dir ist und streichst ersatzlos die Australienreise aus Deinem Leben. Oder aber Du überlegst, wie Du kostengünstig an eine Waschmaschine kommst. Tut es eine gebrauchte, damit Du nicht zu sehr an die Reserven musst? Oder gibt es jemanden aus Deiner Kontaktliste (s. Tipp 1), der Dir eine Waschmaschine kostengünstig besorgen kann? Es soll ja Menschen geben, die wegen der Anschaffung einer Zahnbürste lamentieren würden, nun nicht nach Australien reisen zu können. Sie erzählen, was sie gerne alles hätten. Angefangen vom freistehenden Haus mit Pool über diverse Luxuslimousinen bis hin zu mehrjährigen exotischen Fernreisen – und es bleibt beim Erzählen und Jammern, dass sie das alles niemals haben können... Stimmt! Die Frage ist nur: Vergleiche ich mich mit Menschen, die meine familiäre und finanzielle Ausgangsposition haben – oder suche ich mir Vergleichspersonen aus, die einen ganz anderen Hintergrund haben? Das wäre keine gute Idee – außer, Du möchtest Dich bewusst unglücklich machen. Der König der Lüfte, der Adler, würde niemals auf die Idee kommen, sich mit einem stolzen Löwen zu vergleichen. Warum auch, er ist doch der König der Lüfte.

Mein Leben war von Pflichterfüllung geprägt. Das war mir als guter Tochter so mit auf den Weg gegeben worden. Vernünftig zu sein war die oberste Prämisse und mit Kindern ist es auch nicht so einfach, verrückten Ideen nachzugehen. Entschuldigungen, etwas nicht zu tun, finden wir alle leicht.

Mit 52 habe ich mir gesagt, ich muss einfach mal etwas Verrücktes tun und ich bin über Weihnachten und den Jahreswechsel auf einem Schulschiff mitgesegelt. Und das ohne jegliche Kenntnisse, was Segeln angeht. Das war ein Abenteuer, von dem ich immer noch zehre. Ich wusste nicht, was mich erwartet und wer dort sein würde. Es waren anstrengende und erlebnisreiche Tage. Ich möchte keine Stunde missen und fühlte mich mit Energie aufgeladen. Seitdem begebe ich mich von Zeit zu Zeit auf Abenteuersuche und kann nur empfehlen, die eigene Komfortzone zu verlassen und auf Risiko zu gehen. Der Mut wird belohnt!

Selten wird das Leben „wie geschmiert" laufen; wir werden mit Hindernissen zu kämpfen haben. Vielleicht sind die Hindernisse auch Prüfungen, ob Dir Dein Ziel, Dein Wunsch wirklich wichtig ist und Du auch bereit bist, vieles dafür zu tun? Verlierst Du die Australienreise schon aus den Augen, weil Du eine neue Zahnbürste benötigst? Oder kann selbst eine defekte Waschmaschine Dir den Traum nicht zerschmettern? Nimm die Prüfung an, denn dadurch kannst Du feststellen, ob es wirklich ein für Dich gewichtiger Wunsch ist, oder ob es nur eine Tagträumerei war. Bist Du bereit, die Hürde mit Elan zu überspringen (und falls Du keine gute Hochspringerin bist, einen Umweg um die Hürde zu finden), oder ist Dir der Einsatz -zumindest Stand heute dafür deutlich zu hoch?

Unsere liebe Erde ist weder für uns Menschen noch für die Tiere ein Schlaraffenland – und selbst im Schlaraffenland muss man sich, so von Hans Sachs beschrieben, durch einen Berg von Hirsebrei futtern, bis man dorthin gelangt.

Fällt Dir eine Person ein, der tatsächlich die gebratenen Hühner in den Mund fliegen und für die keine Hürde zu hoch ist? Schau mal genauer hin: Was für ein Standing hat besagtes Glückskind - möglicherweise eine positive Grundhaltung? Auch wenn ich englische Begriffe weitestgehend vermeide (und dies nicht, weil ich Dir die Übersetzung nicht zutraue, sondern weil ich die deutsche Sprache sehr schätze), komme ich nicht umhin, das Wort *Standing* zu verwenden. *Standing = to stand*. Diese Gewinnertypen stehen für sich ein und auch ihre Haltung wird sehr aufrecht und präsent sein. Ich halte es für unwahrscheinlich, dass Du jemals einem Kämpfer, einem Hürdenläufer des Lebens begegnen wirst, bei dem die Stirn Richtung Boden zeigt, die Schultern nach vorn gebeugt und das Genick eingezogen ist und der liebend gern auf Augenkontakt verzichtet.

Schau Dir beim nächsten Einkaufsbummel oder sitzenderweise im Straßencafé die Menschen an, die an Dir vorbeiziehen. Welche Haltung haben sie, wie ist ihr Gang? Wer von denen wird nach Deinem Empfinden seine Wünsche und Ziele verfolgen, und wer wird schon aufgeben, bevor er überhaupt begonnen hat, dafür im Ansatz etwas zu tun? Ich bezeichne sie gerne als „Hätte-Menschen" (hätte ich nur Geld, hätte ich nur Zeit, hätte ich nur den tollen SUV, hätte, hätte, hätte). Und wie würdest Du Dich selbst einschätzen, wenn Du Dir begegnen würdest? Bist Du ein „Ich will"- oder ein „Ich hätte gern"-Mensch?

Wenn ich mir vorstelle, ein Profisportler, nehmen wir einen Hürdenläufer, wäre ein „Ich hätte gern"-Mensch. Wäre dies mit der täglichen Disziplin,

Quälerei, Muskelkater, Entbehrungen und auch Rückschlägen zu vereinen? Nein, ein Sportler hat ein Ziel vor Augen, und dafür wird er kämpfen und vieles unternehmen, um es zu erreichen. Sehr bewundernswert! Sportler greifen auch gerne auf die Unterstützung eines Coachs zu, der sie bei der Zielplanung unterstützt.

Wie gehst Du mit Deinen Wünschen und Zielen um? Wie sorgst Du dafür, dass Du Dein Schlaraffenland nicht aus den Augen verlierst?

Handlungsanleitung:
Schreibe Deine Wünsche und Zukunftsräume in ein kleines, hübsches Büchlein oder in ein simples, altes, noch vorhandenes Vokabelheft und nimm es Dir jeden Tag – vielleicht direkt morgens nach dem Zähneputzen – zur Hand, um Deine Zukunftsvisionen durchzulesen. Gut wäre, wenn Du sehr bald und am besten gleich (innerhalb der nächsten 48 Stunden) mit einem Wunschbüchlein oder Heft beginnen würdest, damit Du es nicht aus den Augen verlierst. Verinnerliche Dir jeden Tag, was Dir wichtig ist und wofür es sich zu kämpfen lohnt. Somit wird Dir auch im hektischen Alltag immer wieder bewusst werden, was Du noch benötigst, um (noch) glücklich(er) zu sein. Vielleicht merkst Du beim 67sten Durchlesen Deines Wunsches, dass er Dir gar nicht (mehr) so wichtig ist

wie gedacht? Dann streiche ihn durch oder setze ihn in eine Klammer, falls er für einen späteren Zeitpunkt wieder relevant sein könnte.

Vielleicht wird Dir aber auch beim täglichen Lesen immer bewusster, dass sich alle Anstrengungen für die Erfüllung Deines Herzenswunsches lohnen und Du schon jetzt freudiges Herzklopfen bekommst, wenn Du nur daran denkst, die Reise nach Australien zu buchen. Behalte Deine Wunschliste im Auge und arbeite mit ihr. Korrigiere oder ergänze sie. Du kannst auch die Hürden notieren, die sich Dir frech und unverschämt in den Weg gestellt haben. Oder sind es gar keine Hürden, sondern nur Prüfungen, ob Du es wirklich von Herzen möchtest?

Manche Menschen berichten, dass ihnen ein Wunder geschehen sei und sich ihr Traum erfüllt habe. Wird es ein Wunder sein oder Deine eigene Willensstärke (oder von beidem ein bisschen), was Dich ans Ziel bringt? Egal. Wichtig ist nur, dass Du Deine Träume früher oder später leben darfst. Dazu hast Du jedes Recht, und das wünsche ich Dir von ganzem Herzen!

1. Schritt
Schreib alle Wünsche auf, die Du hast. Alles, was Du noch erleben möchtest! Sammle so viele, wie möglich.

2. Schritt

Was nimmst Du Dir für dieses Jahr vor? Was willst Du konkret angehen? Wähle konkrete Ziele aus und bearbeite sie in dieser Tabelle:

Meine Ziele

	Drei konkrete Maßnahmen	Meine Ressourcen	Mein Benefit / meine Motivation
Ziel Nr. 1 Australien-reise	*a Sparkonto anlegen* *b Reisebüro/ Infos einholen* *c Liste machen, mit Dingen, die ich für die Reise brauche*	*Jeden Monat 50-100 Euro von meinem Gehalt auf das Sparkonto überweisen.* *Internetrecherche*	*Lang ersehnte Reise. Lebenstraum kann in Erfüllung gehen.*
Ziel Nr. 2	a b c		
Ziel Nr. 3	a b c		
Ziel Nr. 4	a b c		
Ziel Nr. 5	a b c		

Lege Dir diese Tabelle in Dein Notizbuch neben Dein Bett. Wenn Du eine Maßnahme erledigt hast, hake sie ab und belohne Dich mit einer Überraschung.

Tipp 8 – Denke positiv!

*„Ärgere Dich nicht, wenn Dir ein Vogel
auf den Kopf kackt, sondern freu dich,
dass Elefanten nicht fliegen können!"*

www.istdaslustig.de

Erwarte nur das Beste. Geh mit einer optimistischen Grundhaltung in den Tag und an alle Herausforderungen.

Denken müssen wir eh – warum dann nicht gleich positiv? Wenn wir uns dies verinnerlichen, haben wir schon eine schöne, optimistische Grundhaltung, um in den Tag zu starten oder ein Thema anzugehen. Du entscheidest, ob eine Sache sich positiv oder negativ in Deinem Kopf manifestiert. Ist das Glas nun halb leer oder halb voll? Und kommt es dann auch noch auf den Inhalt an, ob ich es lieber als halb voll oder halb leer betrachte? „Gut, dass ich noch ein halbes Glas leckeren Holundersaft zu trinken habe" oder aber „Zum Glück reicht ein halbes Glas als Tagesdosis von diesem bitter schmeckenden Hustensaft aus". Ja, selbst ein halb mit Flüssigkeit gefülltes Glas können wir positiv oder negativ werten! Es liegt im Auge des Betrachters.

Ja, das Leben ist ein Schauspiel – es liegt an Dir, ob Du es als Komödie oder Tragödie betrachten möchtest (Schicksalsschläge bitte ausgenommen!).

Wenn wir ein Beispiel unserer alltäglichen Herausforderungen näher betrachten möchten, würde ich das Thema „Straßenverkehr" als Paradebeispiel für ein Schauspiel vorschlagen. Bist Du regelmäßig auf Deutschlands Straßen unterwegs? Und regst Du Dich dann auch jedes Mal über die Rücksichtslosigkeit der anderen Straßenverkehrsteilnehmer auf? Das kannst Du gerne machen. Du kannst den LKW-Fahrer beschimpfen, dem Fahrradfahrer den bekanntesten Finger aller Finger zeigen, dem Fußgänger ein wildes Hupkonzert bieten und Dir noch jede Menge mehr einfallen lassen, um Deinen Unmut kundzutun. Ohne dass ich über hellseherische Fähigkeiten verfüge, behaupte ich frech: Es wird sich auch durch Deinen verbalen und vielleicht sogar körperlichen Einsatz nichts auf Deutschlands Straßen ändern. Was sich jedoch ändert, ist Deine Grundstimmung. Du bist wütend, Deine Stirn legt sich in Falten, Dein Magen verkrampft sich, der Blutdruck schnalzt nach oben und das alles für ... nichts. Folglich kannst Du es Dir und Deiner Gesundheit zuliebe auch gleich sein lassen. Versuche, wenn Du es nicht eh schon so praktizierst, bei der nächsten Teilnahme am öffentlichen Straßenverkehr entweder verwundert über manch menschliches Fehlverhalten den Kopf zu schütteln und Punkt. Oder bist Du sogar in der Lage, die Lektion für Fortgeschrittene anzuwenden, indem Du über so viel Egoismus, Blödheit oder was auch immer lächelst? Ja, lächelst! Ich persönlich lächle gerne und schenke dem armen Menschen, der ein solches Fahrverhalten an den Tag legen muss, einen Daumen nach oben. Sofern es der andere in seinem kleinen Kosmos wahrnimmt, bekommst Du Blicke zugeworfen, die sind einfach nur herrlich. Verdattert, verdutzt, doof, rätselnd – da ist alles dabei und Du wirst über die diversen Gesichtsausdrücke lächeln können. Das lächelnde Ergebnis gefällt mir persönlich deutlich besser, als wenn ich mich von der negativen Energie anstecken lasse und selbst wutentbrannt durch die Gegend sause. Zugegeben, mir gelingt das „Daumen nach oben" auch nicht immer – aber, wenn ich mich aufgrund einer nicht ganz so ausgeglichenen Tagesform anstecken lasse, fällt es mir im Nachgang zumindest auf und ich gelobe mir und meinem Nervenkostüm zuliebe Besserung für die Zukunft. Auch gute Laune und positives Denken wollen geübt werden.

Du kannst jede Herausforderung, die Dir im Alltag begegnet, von zwei Seiten betrachten – positiv oder negativ. Bei der positiven Betrachtungsweise wirst Du viel eher einen freien Kopf haben, um über eine Lösung nachzudenken, als wenn Du dem negativen Gefühl Raum gibst, sich auszubreiten und Deinen Blick zu verschleiern. Wie kannst Du Probleme als eine Art Aufgabe oder Herausforderung betrachten? Ist Dein Thema sehr komplex, kann eine Positiv-Negativ-Liste eine gute Hilfe sein. Da es nun einmal eine Positiv-Spalte gibt, wird Dir sicher auch ein

Argument einfallen, das Du in diese Sparte eintragen kannst. Und wenn nicht: Nimm Deine Freundin oder Schwester, einen Nachbarn oder Kumpel als Telefonjoker. Ihr werdet etwas Positives finden, denn nichts ist so schlecht, dass es nicht auch sein Gutes hätte (ausgenommen Schicksalsschläge!).

Denke doch direkt morgen noch vor dem Aufstehen darüber nach, was Dir der Tag alles Schönes zu bieten hat. Freust Du Dich auf die erste Tasse Kaffee oder ist es direkt der Gedanke an den Feierabend, den Du mit einer Freundin oder faul auf der Couch liegend verbringen möchtest? Ist morgen der Monatserste und Dein Australien-Konto wird positiv durch den von Dir eingerichteten Dauerauftrag bedient? Der Grundstein für einen positiven Tagesbeginn ist gelegt. Findest Du noch Zeit für eine Meditation – oder hast Du hierzu keinen Zugang/Zeit? Dann kannst Du Dir auch in den 2 Minuten, in denen Du Deine Zähne schrubbst, im Stillen den Glaubenssatz aufsagen: „Ich habe das Beste verdient und ich bin es wert, das Beste zu bekommen." (Laut geht natürlich auch, dann kommst Du aber vielleicht zu spät zum Bäcker, weil Du noch das Badezimmer putzen musst, und wehe, da ist ein Kunde, der sich nicht zwischen den Brotsorten entscheiden kann ☺).

Handlungsanleitung:
Versuche bitte, Dir zuliebe die negativen Gedanken an Deinen vielleicht chronisch schlecht gelaunten

Chef zu streichen oder über die kaputte Waschmaschine zu lamentieren. Du kannst es nicht ändern – genauso wenig, wie die rücksichtslosen Verkehrsteilnehmer. Es ist, wie es ist. Menschen, die morgens schon schlechte Laune haben, werden erstaunt sein, was der Tag noch all zu bieten hat, um ihnen den Tag noch mehr zu vermiesen, sofern sie sich nicht schon an den negativen Flow gewöhnt haben. Möglicherweise sind das genau die Menschen, denen wir so ungern im Straßenverkehr begegnen. Der Einzige, der sich über diese Menschen freuen kann, ist ein Arzt, denn er hat einen Patienten mehr, der vermutlich eine Dauermedikation für seinen chronischen Bluthochdruck oder sein Magengeschwür benötigt.

Gut, dass wir positive Denker und Sonnenkinder des Lebens sind. Wir haben das Beste verdient, was das gesamte Universum zu bieten hat, und werden es auch bekommen. Und wenn wir es nicht bekommen, war es eben zu diesem Zeitpunkt nicht das Beste für uns. Und schon ist es wieder das Beste, wenn wir das gedachte Beste nicht bekommen. Ist doch ganz einfach, oder?

Versuche Dinge, die Dich stören und an denen Du im Moment nichts ändern kannst, positiv umzudeuten:

Was gefällt mir gerade nicht?	Was ist die gute Seite für mich daran?

Tipp 9 – Sorge für Dich selbst!

„Mein Körper ist mein Tempel und mein Zuhause. In ihm wohnt meine Seele und dort schlägt mein Herz!"

Tatjana Heidemann

Sorge für Dich selbst – eine kurze, prägnante Aufforderung, die es in sich hat. Wir Frauen sorgen für den Ehemann, die Eltern, Schwiegereltern, Kinder, Enkel und auch für Nachbars Katze, damit es allen rundum gutgeht. Wir denken für sie mit und sind oft und gerne dabei, das Leben für sie zu managen.

Doch wo bleiben wir? Wer managt unser Leben? Und managen wir außerhalb der Pflichttermine, die vom Zahnarzt bis zum nächsten Sperrmüll reichen, auch unsere „Ich sorge für mich"-Vorhaben? Schaue Dir mal Deinen Kalender an. Wie viele von den Dingen, die für die nächsten vier Wochen eingeplant wurden, sind wunderschöne Auszeiten, die nur Dich betreffen? Hast Du außer dem Friseurbesuch noch weitere Termine, die für Dich und Dein Wohlergehen sorgen? Termine, bei denen Du die Hauptperson bist?

Ich hatte bereits am Anfang des Buches beschrieben, wie es mir erging. Ich funktionierte und schleichend hat mich das Gefühl der Unzufriedenheit eingehüllt, bis ich keine Luft mehr bekam. Ich, die Managerin, die Geschäftsfrau, die Ehefrau, die Mutter, die Freundin und die Nachbarin hatte vergessen, mein eigenes Leben mit den eigenen Bedürfnissen zu managen. Ich weiß, dass nicht nur ich mich mit all meinen Belangen und Wünschen vergessen habe, sondern dass es leider vielen Frauen so geht. Sehe ich da ein Kopfnicken?

Wann nehmen wir uns bewusst Zeit für uns? Und selbst, wenn wir den von einer guten Freundin vor über einem Jahr geschenkten Gutschein für eine 90-minütige Ayurvedische Massage einlösen, nutzen wir die Zeit, um während der wunderschönen Behandlung den Speiseplan für die nächsten vier Wochen gedanklich auszuarbeiten. Oder wir tun endlich einmal was für uns: Sport! Wir belegen einen Pilates-Kurs, zu dem wir dann mit hängender Zunge rennen, weil wir vorher noch schnell für die Familie ein Essen zubereitet haben, damit ja niemand hungern muss – schließlich verlassen wir ja für mindestens eine Stunde das Haus. Aber der Ansatz, zumindest einmal pro Woche sportlich aktiv zu sein, ist schon zu loben. Sehr gut!

Es gibt eine Unmenge an Sportangeboten. Bist Du ein Aerobic-Zumba-Typ, der sich entspannen kann, wenn er so richtig schweißgebadet und ausgepowert ist oder doch eher eine Pilates- und Yoga-Anhängerin, die in den ruhigen, achtsamen Bewegungen sich wieder spüren kann? Es ist egal, mit welcher Sportart Du Dich wohlfühlst - Hauptsache, Du findest eine Bewegungsart, die Dir Spaß macht. Sobald Du Dich sportlich betätigst, hast Du gar keine andere Chance, als Dich mit Dir zu beschäftigen und sorgst somit wunderbar für Deinen Körper und Deine Seele. Ein regelmäßiger Spaziergang im Wald kann auch sehr wertvoll sein. Gerade dann, wenn Du zeitlich flexibel bleiben möchtest bzw. musst und ein Kurstermin Dich zusätzlich stressen würde. Hier läufst Du allerdings Gefahr, dass alles andere wieder wichtiger ist und Du Deine Verabredung mit Dir im Treffpunkt Wald hintanstellst.

Gerne haben wir die Ausrede parat: Ich habe keine Zeit. *Zeit haben wir jedoch alle – es kommt nur darauf an, welche Prioritäten wir setzen.* Halte bitte kurz inne und denke über diesen Satz nach.

In Langform: Keine Zeit zu haben, bedeutet nichts anderes, als dass Dir in diesem Moment andere Dinge wichtiger sind. Du hast keine Zeit, eine halbe Stunde spazieren zu gehen? Was tust Du dann in diesem Moment? Ist Dir das Staubsaugen wichtiger? Oder einkaufen zu gehen? Wie sieht Deine Prioritätenliste aus? Wie hoch ist die Priorität für Deine Bedürfnisse? Für was hast Du Zeit? Erinnere Dich an den Käsekuchen. Schneide bitte gedanklich den Kuchen in kleine Stückchen, damit es 24 Teile ergibt. Genauso viele Stücke, wie der Tag Stunden hat. Nun teile Deinen gestrigen Tag in die

Käsekuchenstücke auf. Hast Du Dir gestern mindestens ein Stück Käsekuchen nur für Dich genommen? Sorgst Du gut für Dich und achtest darauf, auch von Deinem eigenen Kuchen reichlich zu bekommen?

Wenn Dir das schwer fällt, habe ich ein Rezept für Dich:
Trage Dir konkrete ISFM-Termine (ISFM = Ich Sorge Für Mich) in Deinen Kalender ein! Dieser Termin ist so fest gemeißelt wie der nächste Zahnarzttermin – nur sollte Dein ISFM-Termin wesentlich schöner und angenehmer sein.

Mir persönlich hat das Laufen geholfen. Ich bin jeden Tag, an dem es mir organisatorisch möglich gewesen ist, nachdem die Kinder aus dem Haus waren, eine Stunde gelaufen. Ich würde so weit gehen zu sagen, dass mir das mein Leben oder zumindest meine Gesundheit gerettet hat. Sauerstoff und Bewegung haben meinen Stresslevel wieder normalisiert und ich konnte gestärkt und ruhig in den Tag und ins Büro gehen.

Da wir jedoch nicht alle nach dem Motto „Der frühe Vogel fängt den Wurm" leben, kann es für Dich passender sein, die Auszeit abends zu nehmen. Eine bewusste, achtsame Auszeit für Dich. Lies, meditiere, übe Yoga oder laufe einmal ums Karree. Egal was Du machst, aber mache etwas, was für Dich gut ist, Dir Spaß macht und ein super gutes Gefühl hinterlässt.

Möglicherweise wird für diese nötige Auszeit der Wecker früher klingeln oder der Fernsehabend kürzer – aber es wäre doch einen Versuch wert, wie Du Dich dabei fühlst, oder? Du bist Dein eigenes Fundament. Pflege es und lass es nicht verkümmern, denn wenn es erst einmal anfängt zu bröckeln, dauert die Sanierung wesentlich länger, als wenn Du es rechtzeitig und regelmäßig pflegst.

Die besten Beispiele hierzu finden wir in der Tierwelt. Die Tiere sind, so denken zumindest wir gebildeten und belesenen Menschen, wesentlich primitiver als wir – aber ihr Selbstwertgefühl, ihr gesunder Egoismus ist deutlich ausgebildeter. Ein Muttertier würde sich niemals völlig aufopfern. Es weiß: Ich bin das Fundament und wenn es mir nicht gut geht, kann ich auch für den Rest nicht mehr sorgen.

Wir sagen oder hören so oft: Mein Akku ist leer. Frage hierzu: Was machst Du mit Deinem Telefon, wenn sich der Akku leert? Schnell auf die Station bzw. beim Handy das Ladekabel anschließen, damit bald wieder „Saft" drauf ist, richtig? Ein nicht funktionierendes Telefon aufgrund des leeren Akkus kommt einer Katastrophe gleich, oder? Und was machen wir mit unserem körpereigenen Akku? Wann laden wir diesen auf? Rechtzeitig, wenn noch ein

Balken zu sehen ist, oder erst dann, wenn das Display schon schwarz wurde?

Handlungsanleitung:

Falls Du Zeit für Hausaufgaben hast, bitte ich Dich: Nimm Deinen Kalender zur Hand und trage Dir ISFM-Termine ein. Du kannst, bis sich alles eingespielt hat, erst einmal mit einem 45-minütigen Termin pro Woche beginnen. 45 Minuten (= eine Schulstunde) nur für Dich. Möchtest Du spazieren gehen, ein schönes Café besuchen, eine Runde Rad fahren? 45 Minuten ohne Gedanken, was Du alles noch managen musst – bestenfalls Überlegungen, was Du Dir regelmäßig Schönes „antun" möchtest, damit sich Dein Akku nie vollständig leert. Und wenn Du es hinbekommst, kannst Du als zusätzliche Fleißarbeit Dein Handy zu Hause am Ladekabel lassen, damit Dich auch gewiss niemand stört. Das ist schwer, ich weiß …

Ziel ist es, in vier Wochen so weit zu sein, dass Du Dir jeden Tag für Dich einen ISFM-Termin freischaufelst, an dem Du die Zeit für Dich nutzt – gerne an der frischen Luft oder bei einem Sportprogramm, damit Dir keine Ablenkung in die Quere kommt.

Nebenbei bemerkt soll Frischluft auch noch gesund sein und dafür benötigst Du nicht einmal zwingend teure Sportklamotten oder einen VHS-Kurs. Ein Spaziergang ist völlig kostenfrei – das Einzige, was Du benötigst, ist Zeit, damit Du Dich mit Dir zu einem ISFM-Date verabreden kannst. Sorge für Dich!

Plane Deine ISFM-Termine

MO	DI	MI	DO	FR	SA	SO
Joggen	_Buch lesen auf meinem Balkon_	_Meditation_	_Café Besuch_	_Yoga_	_Friseur_	_Tennis_

Tipp 10 – Mach Dich schön und zeige Dich

„Wenn Männer mein Dekolleté loben, freue ich mich. Denn sonst werde ich zu sehr auf meine inneren Werte reduziert!"

Barbara Schöneberger

Zweite Reihe war gestern. Such Dir Deine Bühne und fülle sie aus. Mach Dich sichtbar und erlebbar. Zieh öfter etwas Rotes an und genieße die Blicke, die Du auf Dich ziehst. Trage eher etwas zu viel auf als zu wenig. Mach aus Deiner Anwesenheit einen Auftritt. *Du bist der Star.*

Bist Du schon einmal in Italien gewesen? Die Italienerinnen sind für mich der Inbegriff von schönen und stolzen Frauen, die wissen, wie man sich – auch für wenig Geld – ordentlich herausputzt, und das jeden Tag und nicht nur für besondere Anlässe. Eine Freundin von mir hat eine Vollblut-Italienerin-Mutter und einen deutschen Vater. Von ihm hat sie das „Jogging-Hosen-Gen" mitbekommen, das sie als Halb-Italienerin natürlich nur zu Hause auslebt. Ihre italienische Mutter findet das unmöglich. Auch zu Hause soll ordentliche Kleidung getragen werden, die Frisur muss sitzen und die Schminke natürlich auch. Du müsstest ihre Mutter sehen, wenn sie für die Familie Pasta zubereitet. Sie sieht aus, als würde sie direkt nach dem Essen bei der Gartenparty des schwedischen Königspaares als Solo-Künstlerin auftreten. Ja, die italienischen Frauen legen Wert auf ein gepflegtes Äußeres und auf stolzes Auftreten, da können viele von uns nur staunen. Wusstest Du, dass Italienerinnen an Silvester rote Unterwäsche tragen? Dieses Silvesterritual soll für das kommende Jahr Glück, Erfolg und Liebe bescheren. Das nur nebenbei, falls Du nach einem Ersatz für das glücksbringende Bleigießen-Ritual an Silvester gesucht hast. Ein Versuch kann ja nicht schaden und rote Unterwäsche tut auch nicht weh, sofern Du keine weiße Oberbekleidung trägst. Das kann aber auch reizvoll aussehen ;-)

Ja, an Tagen wie Silvester schmeißen wir uns doch gerne in Schale. Egal, ob wir zu Hause mit Freunden feiern oder eine nette Silvesterparty auf dem Programm steht. Diese Gelegenheit nutzen wir, um alles aus uns rauszuholen, was wir zu bieten haben. Da werden die Beine rasiert, der teure Lippenstift verwendet, das exklusive Parfüm aufgetragen und das schick, enganliegende Etui-Kleid über den Kopf gezogen. Und wie fühlst Du Dich dann? Berauschend! Irre gut! Weiblich! Stolz! Zufrieden! Augenweide! Sexy! Warum lassen wir es nicht jeden Tag krachen und Silvester sein?

Es geht nicht darum, dass Du ab sofort jeden Tag ein Etui- oder Cocktail-Kleid tragen sollst, sondern darum, alles aus Dir herauszuholen, was gut verwertbar ist. Jede von uns hat etwas, worauf sie zu Recht stolz sein kann. Sind es wunderschöne Augen, lange Beine, Wimpern oder Haare? Wunderschöne, sinnliche Lippen? Was ist es bei Dir, das Du betonen könntest? Tu es! Und tue es für Dich und nicht für die anderen, nicht nach dem Motto: Hauptsache, meine Kollegin platzt vor Neid. Das wäre der völlig falsche Ansatz. Es geht hier um Dich und Dein Wohlbefinden und Deine Außenwirkung und Deine Ausstrahlung. Wenn Du schon morgens beim Blick in den Spiegel sagen kannst: Wow! Passt! Dann wirst Du eine positive Ausstrahlung haben, die wahrgenommen wird. Nimm Dir deshalb beim Start in den Tag Zeit, Dich zu pflegen und Dich für den Tag vorzubereiten. Brich aus Deinem bisherigen Alltag aus und lasse Dir jeden Tag etwas Neues einfallen, was Du nicht (mehr) gemacht hast. Nägel lackieren? Lippenstift auftragen? Die rote Bluse anziehen? Den hübschen Ring tragen? In den frechen Rock schlüpfen? Es müssen auch keine High Heels sein – vor allem dann nicht, wenn Du nicht darin laufen kannst. Das erinnert dann eher an eine Vierjährige, die Muttis Schuhe ausgeliehen hat und mit einem angespannten, hochkonzentrierten Blick durch die Gegend torkelt. (Als Außensteher weiß man dann nie, wann der richtige Zeitpunkt ist, um einzugreifen, bevor es zum Sturz kommt.) Sexy ist das eher weniger. Da sind Frauen in flachen Schuhen mit einem wunderbaren, hüftschwingenden, anmutigen Gang à la Bruce Darnells berühmtem Satz

„More drama, Baby!" wesentlich weiblicher und ansprechender.

Erinnerst Du Dich noch daran, wie Du als kleines Mädchen Muttis Schuhe und Schminke ausprobiert hast? Oder Dich als junger Teenie für die erste Party präpariert hast? Hast Du auch mit einer Freundin den gesamten Kleiderschrank rauf und runter angezogen und kombiniert, bist Du Dich endlich umwerfend fandst? Du bist auf die Party und hast dich wohl in deiner Haut gefühlt und konntest selbstsicher und stolz die Hüften auf der Tanzfläche schwingen.

Gut, heute ist unsere Figur vielleicht nicht mehr ganz so knackig wie mit 14 Jahren – aber ein bisschen Bewegung und Sport ist schon Balsam für unser Ego und Bindegewebe. Schon die Gewissheit, sportlich aktiv eben mal 30 Minuten flott durch den Wald getigert zu sein, werden Körper und Geist Dir danken. Als Belohnung bereitet er Dir direkt einen leckeren Glückshormoncocktail zu. Du fühlst Dich zufrieden und bist glücklich. Wenn Du es schaffst, Dich regelmäßig zu bewegen, wirst Du es an Deiner Haltung – innerlich wie äußerlich – deutlich spüren. Dein Auftreten wird selbstbewusster, und dabei ist es völlig egal, ob Du nun drei oder sieben Kilo über dem Body-Mass-Index liegst oder nicht. Wir wollen ja in keine Schablone passen. Wir wollen einfach nur wir selbst und dabei schön sein.

Schönheit liegt ja bekanntlich im Auge des Betrachters. Wenn Du mit Dir zufrieden bist und von der Körperpflege bis zum sportlichen Einsatz regelmäßig etwas für Dich tust, wirst Du Dich selbst liebevoll und wohlwollend als schön betrachten können – und wenn nicht das Komplettpaket –, dann aber bitte zumindest einen großen Teil von Dir, ja? Der Automatismus nimmt dann seinen Lauf: Sobald Du vieles (oder sogar alles?) an Dir schön findest, wird Deine Ausstrahlung phänomenal und Dein Umfeld nimmt Dich als schöne, interessante Frau wahr. Eine innere Zufriedenheit ist für andere genauso spürbar wie eine innere Ablehnung. Bezeichnest Du Dich selbst als hässliches Entlein, werden Dich andere ebenfalls als solches wahrnehmen. Eine Ausstrahlung hat nicht unbedingt mit Schönheit zu tun, sondern vielmehr mit innerer Zufriedenheit und dem Bewusstsein, das Beste aus sich herausgeholt zu haben. Daher ist auch das teure Chanel-Kostüm keine Garantie dafür, von den anderen als hübsch oder adrett wahrgenommen zu werden, denn wenn die Chanel-Trägerin eine mürrische, unzufriedene Grundhaltung hat, wird ihre Ausstrahlung sich nicht wesentlich von der eines Wasserhydranten unterscheiden. Es gibt Frauen, die haben eine so phantastisch-tolle Ausstrahlung, dass sie selbst in einem grün-altrosa verfärbten Spannbettlaken super schick aussehen. Es gibt aber eben leider auch Frauen, die im Grund sehr hübsch sind und edle Klamotten tragen, aber mangels Ausstrahlung farblos und unscheinbar wirken. Daher ist es sehr wichtig, dass Du Dich in dem edlen, frechen, schicken, bunten, körperbetonten oder extravaganten Look – kombiniert mit einem Traum von Lippenstift, Nagellack, Haarband, Eyeliner, Körperlotion – hübsch, frech, sexy, einzigartig, umwerfend findest, eben wie ein funkelnder, strahlender Stern.

Handlungsanleitung:
Du siehst, die Lösung bzw. das Ergebnis liegt in Deiner Hand. Sei Du, sei frech, sei edel, sei sportlich, sei extravagant, sei modern, sei ausgefallen. Betone Deine schönen Seiten, pflege Dich mit Liebe und guten Produkten und sei vor allem eins: einzigartig – Kopien gibt es nämlich schon zahlreich auf dem Markt. Sei doch noch einmal ein pubertierender Teenager und durchforste Deinen Kleider- und Spiegelschrank. Welche Kombinationen sind ein Hingucker? Steht Dir ein kräftiges Rot oder Grün? Schmeichelt der rosa Lipgloss Deinen Lippen?

Sei kein unscheinbares graues Mäuschen, sondern betone Deine hübschen Augen, Wimpern, Nägel, Beine oder was auch immer. Benutze Dein Lieblingsparfum und die Körperlotion nicht nur an Silvester. Du bist Dein persönlicher Star des Tages und alle Halogenscheinwerfer sollen neben Dir verblassen wie kleine Energiesparlämpchen. Genieße Deinen Auftritt, und zwar täglich.

Fällt es Dir schwer? Benötigst Du Hilfe? Ein Coach kann Dir helfen, Dein vielleicht abhanden gekommenes Selbstwertgefühl, dass Du als vierjährige Prinzessin oder 14-jährige Party-Queen noch hattest, wieder aufleben zu lassen. Eine Kosmetikerin kann Dir Schminktipps geben und auch eine Friseurin kann Dir eine gute Ratgeberin sein.

Planung für meinen nächsten Auftritt

Welche Gelegenheit	Womit lasse ich mich erstrahlen?	Was brauche ich dafür?
Geburtstagsparty meiner Freundin	*Rote Bluse und passender Lippenstift*	*Lippenstift*

Tipp 11 – Mach Dir Gedanken über die großen Ziele in Deinem Leben

„Nur wer sein Ziel kennt, findet den Weg!"

LAOTSE

Selbstführung ist der Vorgang, deine Visionen und Werte vor Augen zu behalten und dein Leben so anzupassen, dass es mit ihnen übereinstimmt.

Stephen R. Covey

„Steht Deine Leiter an der richtigen Mauer?" Darüber solltest Du nachdenken, bevor Du alles daransetzt, hinaufzukommen, nur um oben festzustellen, dass es die falsche Mauer war. Das ist der Unterschied zwischen Selbstführung und Selbstmanagement. Wir sind im Allgemeinen Profis im Management, können alles „Händeln" und die Leitern, die uns angeboten werden, hochklettern! SelbstFÜHRUNG aber meint, dass wir unserer inneren Landkarte folgen und selbst bestimmen, an welche Mauer wir unsere Leiter stellen.

Was ist der persönliche „Zweck", den Du in Deinem Leben erfüllen willst? Konkretisiere die Ziele, um diesen Zweck zu erfüllen: Nur wer weiß, wohin er möchte, kann erfolgreich sein. Überlege, wer Dir dabei helfen kann, Deine Ziele zu erreichen, und stelle Dir Deine Mannschaft zusammen, die Du dafür brauchst. Sei visionär.

Wenn Du heute ein Unternehmen gründen wolltest, würde Dir die Bank als Erstes einen Businessplan abverlangen, indem Deine Geschäftsidee, Deine finanziellen Mittel und Deine Wege, die zum Erfolg führen sollen, detailliert aufgeführt sind. Du wirst zudem eine finanzielle Zukunftsplanung erstellen müssen, die Deine angestrebten Gewinne in ein, drei und fünf Jahren aufzeigen, damit die Bank eine Risikoeinschätzung durchführen kann. Denn wenn ein Unternehmer weder ein Ziel noch einen Leitfaden für seine Geschäftsidee hat, wird es sehr schwer, erfolgreich zu werden und auch die Banken, Lieferanten, Kunden und Mitarbeiter von der Geschäftsidee zu überzeugen. Ein Abwarten, gepaart mit einem optimistischen „Das wird schon", wird keinen Geldgeber sonderlich beeindrucken.

Wir alle sollten auch in unserem privaten Bereich Kleinunternehmer sein und einen „Glücks-Businessplan" mit Bestandsaufnahme erstellen. Wenn Dir allerdings der Kleinunternehmer-Gedanke zu unromantisch ist, kannst Du Dir Deinen Leitfaden natürlich auch als mehrmonatige Rucksack-Reise vorstellen. Was benötigst Du alles, damit die Reise überhaupt stattfinden kann, mit wem möchtest Du die Reise antreten, warum würdest Du gerade diese Person(en) auswählen? Was muss alles in den Rucksack gepackt werden, damit Dir unterwegs nichts fehlt? Und wo liegt überhaupt Dein Reiseziel? Welchen persönlichen Mehrwert hast Du von dieser Reise?

Nimm Dir Zeit, ziehe Dich an einen ruhigen Ort zurück und beginne, Deinen Lebensplan, Deine Landkarte zu erstellen. Wie Du das konkret angehen kannst, verrate ich Dir im nächsten Kapitel.

Nun hast Du 11 Tipps mit kleinen Hausaufgaben bekommen, die Dir dabei helfen, Dich glücklich zu machen. Meine Idee – speziell für uns Frauen –, Wege zu finden, die uns widerstandsfähiger werden lassen, aus Krisen zu lernen und im Idealfall sogar gestärkt daraus hervorzugehen, entstand, als ich das Buch „Resilienz – Das Geheimnis der psychischen Widerstandskraft" von Christina Berndt gelesen hatte. Ich freue mich, wenn der eine oder andere Tipp bei Dir Begeisterung und Neugier hervorgerufen hat.

Gerne kannst Du mir Dein Feedback schreiben, wie Du für Dich die Tipps empfunden hast oder vielleicht sogar schon umsetzen konntest. Als Autorin, Coach und Beraterin lebe ich quasi von dem spannenden Gedanken- und Meinungsaustausch.

Kapitel 3: Plane Dein Leben!

„Die Zukunft kann man am besten voraussagen, wenn man sie selbst gestaltet.“

Alan Kay

Wir alle haben schon einmal einen Urlaub geplant. Aber was ist mit unserem Leben? Das überlassen wir eher dem Zufall oder auch dem Schicksal. Nicht alles lässt sich vorhersehen und immer wieder müssen wir uns auf neue Umstände und Rahmenbedingungen einstellen. Aber selbst bei Schicksalsschlägen oder schwierigen Rahmenbedingungen wie unter der Corona-Krise ist es unsere Entscheidung, wie sehr diese unser Leben beeinflussen. Daher lade ich Dich ein, Dein Leben zu planen.

Es gibt eine mentale Schaffenskraft und eine physische. Wir erschaffen unser Selbst durch uns, dadurch, dass wir uns klar darüber werden, wer wir sind und was wir wollen. Wir zeichnen unsere individuelle „Landkarte“ und wissen damit auch, warum und wozu wir etwas tun und was wir erreichen wollen. Diese „Landkarte“ gibt uns Orientierung und wir können immer wieder darauf zurückkommen, wenn wir drohen uns zu verlaufen. Diese „Landkarte“ beschreiben wir in einem Leitbild.

Stell Dir vor, Du hast eine Gebrauchsanweisung für Dein Leben, in der Du immer wieder nachschauen kannst, wenn eine Entscheidung ansteht. Wäre das nicht wunderbar hilfreich? So eine Gebrauchsanweisung schreibst du mit Deinem Leitbild.

Ein Leitbild ist eine persönliche Aussage über Dein Leben, Deine Werte und Dein Weltbild. In diesem Leitbild kommt zum Ausdruck, wer Du sein willst, was Du tun willst und auf welchen Grundsätzen Dein Leben und Handeln beruhen soll.

Am Anfang steht eine umfangreiche Sammlung, die dann immer mehr an Ordnung gewinnt.
Irgendwann geht es dann um die konkrete Formulierung, die konkret und bündig Deine Aussage zum Ausdruck bringt.

Jeder Mensch ist einzigartig und daher wird auch jedes Leitbild einzigartig sein.

Lass Dir Zeit für die Formulierung Deines Leitbilds. Ein Leitbild hat frau nicht in einer Stunde geschrieben. Bei mir hat es mehrere Wochen gedauert, bis ich mich damit ganz wohl gefühlt habe und ich spürte, dass ich einen vollständigen und genauen Ausdruck meiner innersten Werte und Richtungen gefunden habe.

Ein guter Test: Wenn Dich Dein Leitbild innerlich berührt, ist es „richtig". Dabei dürfen Dir auch Tränen in die Augen schießen.

Ein Leitbild kann jederzeit angepasst werden. Das Leben bringt immer Änderungen mit sich, die in einem Leitbild berücksichtigt werden müssen.

Es geht dann darum, Dein Verhalten in Einklang mit Deinen Überzeugungen zu bringen.

Du bist die Schaffende Deines Lebens. So kannst Du Deine Berufung erkennen, formulieren und ihr folgen.

Denke an das Zitat von Abraham Lincoln „Der beste Weg die Zukunft vorauszusagen, ist sie zu gestalten!"

Anleitung für Dein Leitbild

Zum Einstieg überlege, was Dir Spaß macht, was Dir Freude bereitet und was Glücksgefühle bei Dir auslöst. Um diese Dinge wieder auszugraben, beantworte folgende Fragen schriftlich, am besten mit Stichworten oder einer Mindmap. Lass Dir Zeit dabei und ergänze immer wieder, bis Du das Gefühl hast, dass Du jetzt alles aufgeschrieben hast, was dazu in Dir steckt. Rede mit Deinen Freunden über diese Fragen. Sie sehen Dich nochmal aus einer ganz anderen Perspektive.

- Wie ist der Status Quo meines Lebens? Bin ich glücklich?
- Wenn ich in meinem Leben etwas ändern könnte, was wäre das?
- Was habe ich als Kind gerne getan?
- Welche neuen Fähigkeiten würde ich mir gerne aneignen?
- Was will ich in meinem Leben noch tun/erreichen? Was steht auf meiner „Bucket List"?
- Was könnte ich aus meinem Leben noch machen?
- Wozu fühle ich mich noch hingezogen? Zu welchen Menschen, zu welchen Dingen?
- Entspricht das dem, was ich im Moment tue / wie ich im Moment lebe?

- Was interessiert mich im Moment am meisten?
- Was erfüllt mich tief in meinem Innersten?
- Was waren die glücklichsten Augenblicke in meinem Leben? Warum war ich in diesen Augenblicken glücklich?
- Worin bin ich wirklich gut? Was sind meine einzigartigen Talente und Stärken?
- Was bewundern andere an mir?
- Wer hat mein Leben positiv beeinflusst? Welche Eigenschaften bewundere ich an diesem Menschen? Was habe ich von diesem Menschen gelernt?
- Welche Charaktereigenschaften bewundere ich an anderen am meisten?
- Was will ich haben, was will ich tun, wie will ich sein?
- Mein Blick in die Zukunft: 20 Jahre sind vergangen, ich habe alles erreicht, was ich mir erhofft hatte. Wie sehen meine Leistungen und Erfolge aus?
- Welcher Mensch hat den größten positiven Einfluss auf mein Leben ausgeübt?
- Was ist besonders wichtig für mich? Welche 10 Dinge sind für mich am wichtigsten überhaupt? Wofür lebe ich? Was liebe ich an meinem Leben?
- Welche Menschen um mich herum sind mir wichtig?
- Wenn ich unbegrenzte Zeit und Mittel hätte, was würde ich dann tun?
- Womit beschäftige ich mich, wenn ich Tagträumen nachhänge?

- Welche Aktivitäten in meinem Berufsleben halte ich für die wertvollsten?
- Welche Aktivitäten in meinem Privatleben halte ich für die wertvollsten?
- Welche meiner Stärken können anderen besonders zugutekommen?
- Welche Talente habe ich, von denen niemand außer mir etwas weiß?
- Obwohl ich den Gedanken daran vielleicht schon aus den verschiedensten Gründen verworfen habe: Gibt es Dinge, die ich dem Gefühl nach unbedingt machen sollte? Welche?
- Welche meiner Rollen, die ich in meinem Leben einnehme, sind mir wichtig? Welche sind mir nicht wichtig, sondern eher lästig?
- Welche Dimensionen in meinem Leben sind mir gerade besonders wichtig?
    - Gesundheit & Fitness
    - Bildung
    - Spiritualität
    - Freundschaften & Beziehungen
    - Familiäre Aufgaben und Beziehungen
    - Ehrenamtliche & soziale Aufgaben
    - Karriere
    - Finanzen
    - Lebensqualität

Welche Fragen fallen Dir noch dazu ein?

Dein Leitbild

Jetzt lade ich Dich ein, konkreter zu werden. Verfasse eine strukturierte Sammlung für Dein Leitbild. Es setzt sich zusammen aus Deinen Werten, Deinen Zielen, Deinen Rollen, die Du einnehmen möchtest, Deinem persönlichen „Mehrwert", den Rahmenbedingungen, die Du für Dich brauchst und „Spielregeln", die Du in Deinem Leben berücksichtigen möchtest.

1. Komm Deinen Werten auf die Spur:

- Was ist mir wichtig in Bezug auf soziale Kontakte?
- Was ist mir wichtig in Bezug auf meine Gesundheit?
- Was ist mir wichtig in Bezug auf Beruf & Karriere?
- Was ist mir wichtig in Bezug auf Finanzen?
- Was ist mir wichtig in Bezug auf mein Selbstbild?

Hier eine Sammlung von beispielhaften Werten:

Abenteuer – Aktivität – Anerkennung – Ansehen – Anziehungskraft – Attraktivität – Aufrichtigkeit – Aussehen – Ausstrahlung – Authentizität – Bedeutung – Begeisterung – Beharrlichkeit – Beliebtheit – Besitz – Bewunderung – Bindung – Bindungsfähigkeit – Charisma – Ehrgeiz – Ehrlichkeit

- Eloquenz – Entfaltungsfreiheit – Erfolg – Erholung – Familie – Fitness – Fortschritt – Freigiebigkeit – Freiheit – Freizeit – Freude – Freundschaft – Geborgenheit – Gelassenheit – Geld – Genuss – Gesundheit – Gerechtigkeit – Glück – Häuslichkeit – Heiterkeit – Höflichkeit – Humor – Intellekt – Intelligenz – Karriere – Kinder – Kreativität – Lebensfreude – Lebensstil – Leistung – Lernen – Liebe – Macht – Mobilität – Nachhaltigkeit – Nostalgie – Offenheit – Optimismus – Partnerschaft – Perfektionismus – Pflichterfüllung – Pünktlichkeit – Reichtum – Respekt – Romantik – Rückhalt – Ruhe – Selbstwert – Sexualität – Sicherheit – Sieg – Sinn – Sorgfalt – Sportlichkeit – Teamfähigkeit – Toleranz – Tradition – Treue – Überlegenheit – Unabhängigkeit – Ungebundenheit – Unternehmungslust – Veränderung – Verantwortungsbewusstsein – Vergnügen – Vertrauen – Wachstum (persönlich, geistig) – Wertschätzung – Wohlstand – Zugehörigkeit – Zukunftsorientierung – Zuverlässigkeit

Suche Dir 10 Werte aus, die Dir besonders wichtig für Dich erscheinen. Du kannst sie aus der Sammlung auswählen oder vielleicht fallen Dir auch noch andere Werte ein.

2. Setz Dir konkrete Ziele

Formuliere jetzt Deine Ziele passend zu Deinen Werten. Welche konkreten Ziele dienen Deinen persönlichen Werten? Hast du weitere Ziele, die Du verfolgst, die aber nicht Deine Werte adressieren? Dann überlege, wofür Du dieses Ziel anstrebst und ob Du Dich nicht von diesen Zielen verabschieden kannst.

Formuliere Deine Ziele möglichst konkret. Was möchtest du in Deinem Leben erreichen?

3. Definiere Deine Lebensrollen

Welche Rollen hast Du oder willst Du einnehmen, um Deine Ziele zu erreichen?

Es gibt vier Kategorien, in denen sich unsere Rollen einsortieren lassen:
- Familie
- Freundeskreis
- Beruf
- Hobby/Ehrenamt

Beantworte folgende Fragen dazu:
- Welche Rollen sind die wichtigsten für mich?
- Was will ich sein, d.h. welche „Hüte" möchte ich in meinem Leben tragen?
- Welche „Hüte" möchte ich absetzen? Was bringt mich nicht weiter?

Beispielhafte Rollen:

Ehefrau, Mutter, Schwester, Tochter, Freundin,
Ratgeberin, Coach, Beraterin, Bloggerin,
Gastgeberin.

Erstelle Deine persönliche Liste der Rollen, die Du in
Deinem Leben ausfüllen möchtest. Welche Rollen
geben Dir Energie? Welche Rollen kosten Dich immer
nur Energie? Gibt es Rollen, die Du abgeben
möchtest? Welche Rollen, die Du gerne ausfüllen
möchtest, sind bis jetzt zu kurz gekommen?

Meine Rollen

Familie	
Freundeskreis	
Beruf	
Hobby/Ehrenamt	

4. Benenne Deinen individuellen „Mehrwert"

Welchen „Mehrwert" möchtest Du auf dieser Welt
erbringen? Welchen Mehrwert möchtest du in Deine
Rollen erbringen? Was möchtest Du Deinen
Mitmenschen und Deiner Umwelt geben? Welchen
„Auftrag" möchtest Du erfüllen? Oder anders gesagt:
Welche Spuren möchtest Du auf dieser Welt
hinterlassen?

Meine Rolle	Mein Mehrwert
Mutter	

Tochter	
Im Beruf	
....	
....	

5. Beschreibe Deine Rahmenbedingungen

Welche Rahmenbedingungen musst Du berücksichtigen? Welche Rahmenbedingungen brauchst Du, um Dich wohl zu fühlen? Welche Rahmenbedingungen kannst du beeinflussen?

Definiere die Rahmenbedingungen für Deine Lebensbereiche:
- Beruf
- Familie & Beziehungen
- Gesundheit & Fitness
- Persönliche Entwicklung
- Freizeit
- Wohlstand

Lebensbereiche	Welche Rahmenbedingungen finde ich vor? Was muss/will ich berücksichtigen?
Beruf	
Familie & Beziehungen	
Gesundheit & Fitness	
....	

6. Setze die Spielregeln fest

Welche Spielregeln sind für Dich wichtig? Welche
Spielregeln willst Du aufstellen, welche willst Du
berücksichtigen und von anderen berücksichtigt
sehen?

Lebensbereiche	Welche Spielregeln will ich aufstellen? Was ist mir wichtig?
Beruf	
Familie & Beziehungen	
Gesundheit & Fitness	
....	
....	

Wage die ersten Formulierungen:

Sammle zunächst Stichwörter:

Welche **Werte** sind für mich wesentlich?	
Welche großen **Ziele** hast Du für Dein Leben?	
Welche **Lebensrollen** willst Du (weiterhin) einnehmen?	
Welchen **Mehrwert** willst Du in diese Welt bringen?	
Welche **Rahmenbedingungen** musst Du berücksichtigen?	
Welche **Spielregeln** brauchst Du?	

Nun kannst Du Dich an die ersten Formulierungen wagen. Formuliere 6-8 Sätze aus diesen Stichworten, in dem Du sie miteinander kombinierst. Arbeite an Deinen Sätzen solange, bis Du das Gefühl hast, dass sie für Dich stimmig sind.

Du kannst zum Beispiel folgende Satzanfänge nutzen:
- Ich bin auf der Welt, um...
- Meine Lebensaufgabe (Berufung) ist es, ...
- Meine Werte und Grundsätze ...
- Meine persönliche Vision ...
- Mein Lebensmotto ...

Damit hast Du die Basis für Dein Leitbild. Jetzt kannst Du daran arbeiten, daraus einen flüssigen Text zu machen, der Dir gefällt. Wenn Dich Dein Text beim Durchlesen berührt, ist er richtig für Dich!

Schreibe Deinen ersten Entwurf in Fließtext und lass diesen Text ein paar Tage liegen. Danach überarbeitest Du ihn nochmal.

Sei stolz auf Dein Leitbild und hebe es an einem geheimen Ort auf.

Es hilft, die nächste Woche, den nächsten Monat und das nächste Jahr zu planen und dabei die Dinge, die uns wirklich wichtig sind, in den Fokus unserer Aufmerksamkeit zu stellen. Dein Leitbild ist Deine Messlatte, ob Du noch auf dem richtigen Weg bist.

Finde einen geheimen Platz für Dein Leitbild. Du kannst es fotografieren und in Deinem Handy ablegen. Falte das Papier zusammen und stecke es in eine schöne Schatulle. Behandle es wie einen wertvollen Schatz!

Und nun kannst Du regelmäßig auf Dein Leitbild als Messlatte zurückkommen: Lebst Du Dein Leben so, wie Du es Dir vorgenommen hast? Entspricht das, was Du tust dem, was Du tun möchtest und wie Du sein möchtest? Ist Dein Leitbild so, dass es Deinem idealen Leben entspricht?

Ich habe meinen Entwurf mehrfach überarbeitet und umgeschrieben, bis ich das Gefühl hatte, dass es nun passt. Gib Dir Zeit, bis Du mit dem Ergebnis tatsächlich zufrieden bist. Dein Leitbild wird sich ändern, je nachdem, in welcher Lebensphase Du bist. Schau es Dir einmal im Monat an und überlege, ob Du noch auf dem richtigen Weg bist.

Beispiele Leitbild

Bei der Formulierung eines Leitbilds kommt es nicht darauf an, einen Literaturpreis zu gewinnen. Soll heißen: Formuliere so, wie es für Dich gut ist. Meine Tipps: Vermeide Konjunktive und Verneinungen und bleibe bei kurzen Sätzen.

Schau Dir hier ein paar Beispiele an:

1. *Beispiel*

   Ich bin auf der Welt, um zu leben, so wie es mir entspricht. Dabei beschäftigt mich der Zwiespalt zwischen meiner Autonomie und dem Wunsch, mit vertrauten Menschen verbunden zu sein. Ich möchte auch Spuren hinterlassen.

   Meine Lebensaufgabe ist es, das mir geschenkte Leben in seiner Einzigartigkeit zu achten und aus dem, was mir widerfährt, etwas zu machen. Dabei möchte ich Bescheidenheit und Gerechtigkeit fördern. Brutalität und Unmenschlichkeit verabscheue ich.

   Meine Grundsätze sind:

   · alle Menschen haben ein Recht zu leben,

· ich will gut zu mir sein und offen für Entwicklungen,

· ich bin mir selbst die wichtigste Aufgabe.

Meine persönliche Vision ist, dass ich frei werde von persönlichen Einengungen, wie ‚Fassade wahren'.

Mein Lebensmotto: „Liebe deinen Nächsten, er ist wie du."

---

2. Beispiel

Familie und Freunde stehen im Mittelpunkt meines Lebens. Meine Frau und meine Tochter liebe ich auf respektvolle Weise. Meine Frau ist der wichtigste Mensch in meinem Leben.

Meine Tochter fördere und fordere ich: sie soll selbstbewusst aufwachsen und Freude am Lernen haben. Konflikte lösen wir fair. Beide erleben mich ehrlich und zuverlässig.

In einer Handwerkerfamilie aufgewachsen, in der jeder mit anpackt, verliere ich beruflich nie meine Bodenhaftung. Selbstbewusst und selbstbestimmt engagiere ich mich mit Freude. Meine Chefs und

Mitarbeiter bauen auf meine Zuverlässigkeit und Genauigkeit. Am liebsten arbeite ich im Team in einer anregenden und wertschätzenden Umgebung. Ich zeige mich integer, offen und loyal, auch zu Abwesenden.

Ich motiviere mich durch klare Ziele. Meine Gesundheit erhalte ich durch Training und bewusste Ernährung. Mit Lockerheit und Selbstbewusstsein treffe ich Entscheidungen. Persönliche Begrenzungen wie Introvertiertheit oder Es-allen-recht-machen-Wollen lege ich schrittweise ab.

Mein Lebensmotto: Gib jedem Tag die Chance, der glücklichste Deines Lebens zu werden. (Marc Twain)

----

3. Beispiel

„Ich nutze meine Kompetenzen, um neue, gute Dinge entstehen zu lassen, die andere Menschen weiterbringen. Ich lasse andere an meinem Wissen teilhaben und gebe Wissen aktiv weiter. Ich bringe Menschen zusammen, die dadurch voneinander profitieren.

Ich habe einen guten Kontakt zu meinen Kindern und begleite sie dabei, ihren Weg zu finden. Ich strahle eine positive Haltung und Optimismus aus und gebe ihnen und mir dadurch Kraft für den Alltag und für alle Herausforderungen. Ich schaffe Räume und Plätze, wo wir uns als Familie begegnen können.

Ich habe einen kleinen, aber konstanten Freundeskreis. Ich erweitere meinen Freundeskreis durch positive Menschen, die mich und mein Leben bereichern und die mich inspirieren. Mit gemeinsamen Erlebnissen schaffen wir Erinnerungen, die unsere Beziehung stärken. Wir haben gemeinsame Geschichten, die wir uns immer wieder erzählen können.

Ich mache mein Glück nicht von anderen abhängig. Mein Glück liegt in mir selbst. Ich gebe mein Glück an andere weiter, indem ich ihnen Zeit und Fürsorge schenke. Ich bin gütig gegenüber anderen und gegenüber mir selbst. Ich ruhe in mir selbst. Ich bin offen für Neues. Menschen, die mir ihre Wertschätzung, Liebe und Zuwendung entgegenbringen begegne *ich mit Wertschätzung, Respekt und Liebe.*

In einer Beziehung bin ich ein selbstständiges Wesen, ich erlaube mir Rückzug, um ganz bei mir zu sein. Ich gehe aber auch bewusst die Verbindung mit meinem Partner ein.

Ich suche aktiv nach Möglichkeiten, zu anderen Menschen freundlich zu sein und ihnen bewusst Gutes zukommen zu lassen.

Meine Gesundheit zu bewahren ist mir wichtig. Dafür ernähre ich mich gesund und mache Sport. Ich achte auf mich, mache mich für mich selbst schön und beeinflusse mein Wohlbefinden durch Meditation und Achtsamkeitsübungen. Diese Achtsamkeit gegenüber mir selbst und gegenüber anderen Menschen und Tieren und unserer Umwelt gebe ich weiter.

Ich bin unabhängig und schätze den Mehrwert, der durch die Beziehungen zu anderen Menschen in mein Leben kommt. Ich bitte andere aktiv um Hilfe, Unterstützung und Kooperation. Mein Ehrgeiz ist es, ein guter Mensch zu sein und meine Kinder und meine Freunde dabei zu unterstützen, wie sie herausfinden können, was für ein guter Mensch sie sein wollen und wie sie das am besten sein können.

Mein Motto: Ich bin die Gestalterin meiner Gedanken und meiner Zukunft.

Weitere Beispiele findest Du in dem Buch „Die sieben Wege zur Effektivität" von Stephen Covey.

Erfülle Dein Leitbild mit Leben

Umsetzungsplanung

Was kannst Du ab jetzt dafür tun, dass Du den Zielen aus Deinem Leitbild einen Schritt näherkommst? Überlege Dir im ersten Schritt zu Deinen Lebensrollen konkrete Ziele und Maßnahmen, mit denen Du Deine Ziele erreichen kannst.

Meine Lebensrolle	Mein konkretes Ziel	Was muss/kann ich generell tun, um diese Ziele zu erreichen?
Mutter		
Schwester		
Freundin		
...		
...		

Überlege Dir in einem zweiten Schritt, was Du konkret in der nächsten Woche tun kannst, um Deinem Ziel ein Stückchen näher zu kommen. Wenn Du z.B. Autorin sein willst und dafür bewundert werden willst, musst Du irgendwann anfangen, Dein Buch zu schreiben, und wenn es nur eine Seite pro Woche ist.

Meine Rolle	Meine konkrete Maßnahme nächste Woche
Mutter	
Schwester	
Freundin	
…	
…	

Schreibe jeden Sonntag Deinen Plan für die kommende Woche und trage Dir diese Termine in Deinen Terminkalender ein. So wirst du Schritt für Schritt Deinen Zielen ein Stück näherkommen und Du weißt, dass Du die richtigen und für Dich wichtigen Dinge tust.

Du kannst Dein Leben gestalten. Du bist und bleibst die Expertin für Dein Leben. Niemand sonst kann sagen, was Dein Lebensplan ist und was Dich glücklich macht.

Denke daran, Dich selbst zu belohnen, wenn Du fleißig warst und Maßnahmen umgesetzt und Ziele erreicht hast!

„Setz Deinem Leben die Krone auf!"

Über die Autorin

Kerstin Halm, Jahrgang 1966 lebt im Rheinland und arbeitet bundesweit als Beraterin, Trainerin und Coach für Führungskräfte, ArbeitnehmervertreterInnen und Gewerkschaften.

In ihrem ersten Buch stellt sie Frauen in den Mittelpunkt. In diesem Ratgeber hat sie ihre Erfahrungen und Konzepte aus ihrer beruflichen Tätigkeit und ihrer Lebenserfahrung als Ehefrau und Mutter von fünf Kindern gebündelt.

Bis zur Geburt ihres ersten Kindes studierte sie Pädagogik in Bonn. Nach vielen Umwegen fand sie in der Erwachsenenbildung ihre berufliche Heimat. Mit innovativen Qualifizierungskonzepten begründete sie gemeinsam mit ihrem Ehemann ein erfolgreiches Beratungsunternehmen für Betriebsrät*innen.

Mit Qualifikationen zur Wirtschaftsmediatorin, zum Coach und im Bereich der sozialen Medien setzt sie die eigene Überzeugung um, dass lebenslanges Lernen und die eigene Weiterentwicklung in der heutigen Zeit unverzichtbar sind.

Über Women's Excellence

Wir verstehen Selbstverwirklichung als Menschenrecht in einer gleichberechtigten Gesellschaft, das in Anspruch genommen und eingefordert werden muss. Der Auftrag ist es, sich selbst zu entfalten und die eigenen Möglichkeiten voll auszuschöpfen. Dafür sind wir selbst verantwortlich. Aber wir können uns dabei gegenseitig unterstützen. Dazu schafft Women's Excellence einen Raum.

Ganz normale Frauen zeigen sich in ihrer „Exzellenz" und mit ihren Kompetenzen und ermutigen sich dadurch gegenseitig. Voneinander lernen und gegenseitige Inspiration schafft Kreativität und Energie, mit der wir die Welt verändern.

Wir "empowern" uns gegenseitig. Women's Excellence vernetzt Frauen miteinander und zeigt Beispiele auf, wie Frauen ihren eigenen Weg gehen. Mit ausgesuchten Produkten, Dienstleistungen, Empfehlungen und Tipps helfen wir uns gegenseitig weiter.

Werde Mitglied unseres Frauen-Netzwerks!
www.facebook.com/groups/womensexcellence/
www.womens-excellence.de

Impressum

Kerstin Halm
Hauptstraße 89
53639 Königswinter
info@womens-excellence.de

Alle Rechte vorbehalten.

Die in diesem Buch dargestellten Figuren und Ereignisse sind fiktiv. Jegliche Ähnlichkeit mit lebenden oder toten realen Personen ist zufällig und nicht von der Autorin beabsichtigt.

Kein Teil dieses Buches darf ohne ausdrückliche schriftliche Genehmigung des Herausgebers reproduziert oder in einem Abrufsystem gespeichert oder in irgendeiner Form oder auf irgendeine Weise elektronisch, mechanisch, fotokopiert, aufgezeichnet oder auf andere Weise übertragen werden.

ISBN: 979-8656385497

Coverdesign von: LUGO media, www.lugo-media.de